黄乃聪临证精华录

黄立毅 编著

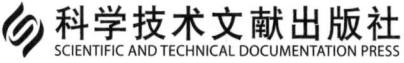
科学技术文献出版社
SCIENTIFIC AND TECHNICAL DOCUMENTATION PRESS

·北京·

图书在版编目（CIP）数据

黄乃聪临证精华录 / 黄立毅编著. -- 北京：科学技术文献出版社, 2024. 11. -- ISBN 978-7-5235-2076-5

Ⅰ.R274

中国国家版本馆CIP数据核字第2024UQ6954号

黄乃聪临证精华录

策划编辑：王 霞　　责任编辑：王 霞　　责任校对：张吲哚　　责任出版：张志平

出　版　者	科学技术文献出版社
地　　　址	北京市复兴路15号　邮编100038
编　务　部	（010）58882938，58882087（传真）
发　行　部	（010）58882868，58882870（传真）
邮　购　部	（010）58882873
官方网址	www.stdp.com.cn
发　行　者	科学技术文献出版社发行　全国各地新华书店经销
印　刷　者	中煤（北京）印务有限公司
版　　　次	2024年11月第1版　2024年11月第1次印刷
开　　　本	710×1000　1/16
字　　　数	187千
印　　　张	15.5
书　　　号	ISBN 978-7-5235-2076-5
定　　　价	85.00元

版权所有　违法必究

购买本社图书，凡字迹不清、缺页、倒页、脱页者，本社发行部负责调换

作者简介

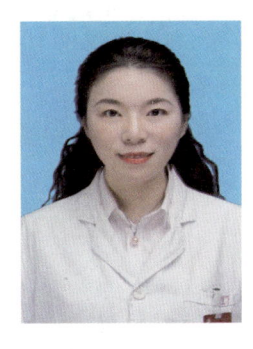

黄立毅，浙江省骨伤三大流派之一黄氏骨伤科奠基人黄乃聪之孙女，浙江金华人，临床医学专业，金华市中医医院骨伤科医师，于2014年12月响应《金华市名老中医药专家学术经验继承工作》文件的号召，成为中医骨伤科师承人之一，2023年3月，在金华市中医医院成立黄氏骨伤科工作室并坐诊。现为国家"十四五"规划黄氏骨伤科代表性传承人，浙江省骨伤三大流派之黄氏骨伤科第三代嫡系传承人，浙江省中医药学会骨伤科分会青年委员，浙江省国医名师肖鲁伟团队成员，浙江省省级名中医张昌禧弟子，金华市黄氏非遗代表性传承人，副主任医师。

黄立毅幼承庭训，得益于浙江省国医名师肖鲁伟、浙江省省级名中医张昌禧及姑母黄氏骨伤科第二代传承人黄引红谆谆教导，基于家传黄氏骨伤特色，领会于心，机出于手，熟练运用整骨上骱，求诊患者络绎不绝。黄立毅领悟祖父《伤科心传》精髓，同时相继研读了中医古籍四大经典等中医著作和医学院校系列教材，将理论与临床实际融会贯通，认真梳理黄氏一系列经验之谈，整理成册。

在基于中医骨伤临证的同时，坚持走中西医结合治疗之路，先后取得中医执业医师资格、临床执业医师资格；在被誉为"浙江省骨科摇篮"、浙江省医学重点学科及浙江省中医药重点学科的浙江大学医学院附属第二医院（以下简称"浙大二院"）骨伤科进修时，认真学习当今世界上开展的主流手术，在骨盆骨折、髋臼骨折、四肢骨折、手外伤和复杂、难治的骨创伤方面积累了丰富的诊治经验，并取得了浙大二院的人工关节置换技术资质证书。

主持多项省、市级课题，且均为项目负责人，代表性的省级课题有《黄氏伤科之万应膏合腰痛汤治疗腰突症的疗效分析》《黄氏活血方治疗股骨头坏死的SD大鼠动物实验研究》等。以第一作者在省级、国家级期刊发表论文十余篇。

陈 序

黄乃聪先生（1910—1971），浙江省骨伤三大流派之黄氏骨伤科流派创始人，浙江省金华市金东区塘雅村人，系现代著名医家，专攻伤科，擅治骨折脱位、金疮、破伤风、狂犬病、气性坏疽，在《金华市志》《金华县志》《婺城区志》均有记载，在20世纪40年代誉满浙江，有"整骨神手"之称，在全国亦享有很高的声誉。

黄乃聪先生曾连任金华四届县（市）人民代表大会代表、主席团成员，县（市）人民委员会委员，并连任四届金华县（市）政协副主席，金华市卫生工作者协会副主任，农工民主党金华市委副主委，金华市中医协会会长。在1958—1960年，黄乃聪先生两次被评为浙江省先进工作者；1962年被评为浙江省名中医，并被政府定为高级知识分子；1961—1965年，受聘为浙江中医学院客座教授，兼教伤科，为浙江省第一位走入大学讲堂的骨伤名家。他所著《伤科心传》，为浙江中医学院教材；《腰闪扭伤》《破伤风》《气性坏疽》《脊柱骨折》等论著，被收入中华全国中医学会浙江分会、浙江省中医研究所主编的《医林荟萃·浙江省名老中医学术经验选编（第七辑）》中。

近年来，黄氏嫡系传承人黄立毅秉承谦逊的同时，挖掘整理黄老《伤科心传》大量手稿，进一步将其毕生经验进行传承创新，遵循中医药发展规律，在祖父黄乃聪先生的经验基础上，总结整理出黄氏骨伤独特的学术思想和经验，注重自身特色的同时，重视学科交叉，始终坚持"以本为本",使黄氏传统的中医骨伤科研经验得到进一步发掘、整理与提高,本书就是其辛勤工作的丰硕成果。

值此书将付梓之际,作序荐之。

陈 忠

浙江中医药大学校长

2024年4月

肖　序

骨伤大家黄乃聪，斯人已去神尤在

我从事骨伤专业已经近50年，曾经担任过浙江中医药大学的校长、浙江省中医药学会的会长、中华中医药学会骨伤科专业委员会副主任委员和浙江省中医药学会骨伤科专业委员会主任委员。我在业界朋友不少，获取史料的条件也非常充分，但是始终未能解开久久萦怀在胸的一个问题：为什么作为中华人民共和国成立初期声名卓著的浙江中医骨伤三大家之一黄氏乃聪先生的资料少之又少？作为黄氏骨伤科流派的学术思想和核心技术是什么？黄氏对浙江骨伤传承发展的突出贡献在哪里？我非常希望能利用自己的人脉和学术资源，来回答这些问题，并能从黄氏骨伤科流派中寻找精华，唤起不该被忘却的记忆，也为了使浙江中医骨伤发展史能够更加鲜活和完整。

为此，我苦苦寻找。我请我的同事，利用现代信息技术，将凡是标注与黄乃聪先生有关的报道、文章、书籍都一一搜集整理，我访问过乃聪先生所在医院的新老领导和同事，访问过曾经聆听过其授课、现已经年近八十岁的学生，访问过他的徒弟和弟子，访问过另外两大家嘉兴罗氏骨伤流派和宁波陆氏骨伤流派的传承人，也访问到经过他治疗的患者，在新昌县天姥中医博物馆看到了馆长收集的唯一一张黄乃聪先生亲笔书写的病案处方，甚至请我所在学校的档案室查到了当时学校和卫生厅商调其到学校任教的公函，以及他在学校授课的课程表。最后，我深深地感觉到受访者对黄乃聪先生心怀敬仰之情，但对于我心中的求解，仅仅是碎片化的蛛丝马迹，依然是疑团重重。

一次偶然的机会，我非常有幸结识了乃聪先生的孙女黄立毅医师，而且黄立毅目前从事的专业也是骨伤科，供职于浙江金华市中医医院。我们一见如故，此时我才知道，乃聪先生英年早逝，生命定格在62岁，家中仅有的书稿、其亲笔编写的教材、重点病种的病案、收集的民间验方及赴北京参加国庆观礼的观礼券就显得特别珍贵。黄立毅视同生命般地加以保护，难怪世上人难寻踪迹。

非常感激黄立毅对我的信任。我专程去金华，见到了他们带来的珍藏的宝贝，一叠细心保存的泛黄文稿。虔诚地洗了手，我似乎看到乃聪先生在注视着我们。我屏住呼吸，小心翼翼地一张一张翻阅着泛黄的文稿，难以抑制的兴奋涌上心头。从这些泛黄纸张的字里行间，我感受到了乃聪先生度过的不平凡的日日夜夜。

在黄乃聪9岁的时候，父亲去世，家中顶梁柱的倾倒，铸就了他不畏艰难的内在毅力；少林武当融合岳家拳术赋予他刚正不阿的凛然正气；无钱读书，个子不高，不甘心辍学，天天趴在省立第七中学课堂的窗户外"偷学"的他，最后竟然能登上大学课堂，给首届浙江中医学院的大学生讲授专业知识，展示了他咬定目标不放松、追求成功的优秀品质；放弃效益优厚的自立门户的诊所，倾家产响应号召，组建金华市中医院，任首任业务院长，体现了对党的忠诚；睿智博学谦虚使他艺高胆大，在破伤风和狂犬病的治疗上独占鳌头；谢绝省厅和大学的邀请，留在家乡服务乡亲，是他对养育他的这块热土的眷恋。

清代钱秀昌著《伤科补要》，其在自序中言："神农尝草木始知医药，黄帝咨岐伯始制《内经》。商周之世，伊尹汤液，越人《难经》。汉晋以来，名家林列，内外方书，汗牛充栋，而伤科一法，诸书虽载，略而不详。"纵观中医骨伤，确实也是如此。骨伤名家，或是家传，各承家技；或是师承，秘而不宣；或是受"身体发肤，受之父母，不敢毁伤，孝之始也"的影响，不敢将治伤医技公布于世。基于此，黄立毅能够将乃聪先生的遗稿进行整理，结合父辈们与黄老先生共同生活中的所见所闻及后来传承者的体验写出来，公开发行，让黄氏骨伤在新时期发挥新作用，也为了让乃聪先生的德艺永存，激励后学者奋进。

1955年，为了中医药的传承发展，在北京成立了中国中医研究院。1956年，北京、上海、成都、广州率先成立了中医学院；1959年，浙江中医学院也应时而生。当时学校成立后遇到的最大的问题是师资缺乏，卫生厅和学校就在全省范围内遴选名医大师。作为中医学中重要的一门学科骨伤科，也遇到同样的问题。卫生厅和学校经过认真的调研和筛选，最后认定浙江中医骨伤最强的、最有影响的就是黄、罗、陆三家。黄氏在百姓口中有"整骨神手"之佳号。金华地区不放乃聪先生来杭州，学校未能如愿，但还是同意乃聪先生到杭州担任骨伤学科的授课老师。乃聪先生也是竭尽全力、不负使命，为首批中医学院学生讲授和带教骨伤专业课。乃聪先生是首批浙江院校培养的骨伤科医师的祖师，当之无愧。他所遗留下来的文稿虽然是十存一二，但是梳理起来还是比较完整，能够显现出黄氏骨伤的大概面貌。

传统中医传承形式有三：家传、师承和私淑弟子。我是罗氏团队的一员，当我了解了乃聪先生的一生后，深为他的医德、医技和创新精神所感动和折服，我专门去探访了乃聪先生的出生地金东区塘雅镇，走进了他的老宅，并专程去墓地进行了祭拜，决心好好学习黄氏骨伤流派的学术经验，作黄氏流派的私淑弟子。当黄立毅医师将其所写的《黄乃聪临证精华录》书稿交给我，并希望我能为这本书写个序时，作为私淑弟子，序其实是不可以写的，写了是对老师的不尊。写出了以上的一些心里话，只是为了表达对乃聪先生的深切纪念。《黄乃聪临证精华录》一定会让读者感受到黄氏骨伤的魅力，这就是这本书的深刻意义。

肖鲁伟

浙江中医药大学原校长

黄乃聪私淑弟子

甲辰年初春于杭州

前言

中医骨伤科学不全属于外科,亦不全属于内科,是一门内外相结合的学科,为中医的临床学科之一。20世纪中期,在中医骨伤科学领域里,流派兴起,技术高超,疗效显著,直至全国各地逐渐形成流派纷呈、百家争鸣的现象,同时出现了一批善于治疗跌打损伤的流派奠基人,为中医骨伤事业的发展奠定了坚实的基础,做出了积极的贡献。黄乃聪先生为浙江省骨伤三大流派之黄氏骨伤科奠基人,秉承祖辈续筋接骨之良技,兼能博取众家之长,精通理法方药,为后世学者提供了一套较为完整的伤科辨证论治规范。他编写的《伤科心传》为当时浙江中医学院骨伤专业的指定教材。他尊崇经典而不泥古,常年精研伤科奥旨,并运用于临床。颇具特色的是他医武结合的一生,采取文武并重的方针,学文以通医理,习武以助强身,技术精湛,深受好评。

黄乃聪先生临床门诊工作繁忙,但仍在浙江中医学院从事骨伤教学多年,培养众多学生,其中不乏佼佼者,多为当今浙江省中医骨伤科界的领军人物,如原浙江中医学院院长沈敦道、浙江中医药大学原校长肖鲁伟等,在业界均有很高声望。

吾有幸生于流派之家,从医20余年,继承黄氏骨伤技术专长,遵循中西医结合治疗骨伤疾患的方针,运用手法正骨妙法,结合现代医学需求,坚持以实践第一、强化理论的观点,不断吸取现代医学知识,使治疗效果不断提高;又将祖父的病例逐个进行系统的整理分析研究,从中发现受伤机制、用药规律、用药特点，并将祖父的学术思想、经验总结、医案病案整理成册，以供后世医家备用研究。回顾往昔，本着涵养于心的求是精神，吾将黄氏经验中临床、科研交叉融合的内容进行深入研究与发掘，并在临证时沉下心来体会。

编纂本书，旨在介绍黄氏骨伤科奠基人黄乃聪先生独特的正骨经验和用药特色，以期对热心骨伤科事业的国内外同道以及热爱骨伤专业的读者有所帮助。本人水平有限，书中错谬之处，衷心希望读者指正！

黄立毅
2024年8月

目　　录

第一章　黄氏流派的渊源与传承 ························· 1
　第一节　黄氏骨伤科的流派概说 ······················· 1
　第二节　流派创始人黄乃聪 ··························· 2
　第三节　流派传承 ··································· 6
　　一、第二代主要传承人 ····························· 8
　　二、第三代主要传承人 ···························· 13
　　三、第四代传承人 ································ 16
第二章　治学特点 ···································· 17
　　一、提倡勤奋好学 ································ 17
　　二、强调医武兼修 ································ 18
　　三、倡导中西医结合 ······························ 19
　　四、认真传授技艺 ································ 20
　　五、崇尚医德医风 ································ 22
第三章　学术思想 ···································· 23
　　一、重视阴阳，辨证施法 ·························· 23
　　二、内外兼治，灵活不拘 ·························· 24
　　三、筋骨并重，动静结合 ·························· 26
　　四、手法独特，求稳准狠 ·························· 27
　　五、全面兼顾，因势利导 ·························· 28
　　六、用药多法，灵活施治 ·························· 29
　　七、专病专方，疗效显著 ·························· 33
第四章　诊疗特色 ···································· 35
　　一、诊断 ·· 35
　　二、施治 ·· 37
　　三、用药 ·· 40
　　四、手法 ·· 47

五、练功 ·· 50
　　　六、外固定包扎 ·· 51
第五章　临床经验 ·· 53
　第一节　骨折 ·· 54
　　　一、头颅骨折 ·· 56
　　　二、脊柱骨折 ·· 61
　　　三、肋骨骨折 ·· 68
　　　四、尺桡骨骨折 ·· 69
　　　五、体虚灼热型之骨折 ······························ 72
　第二节　脱臼 ·· 77
　第三节　创伤及并发症 ·································· 78
　　　一、创伤处理 ·· 79
　　　二、并发症 ··· 80
　第四节　内伤 ·· 87
　　　一、闪扭内损 ·· 87
　　　二、内脏出血或重伤 ·································· 89
　第五节　狼犬咬伤 ·· 90
　　　一、狼犬咬伤之败血症 ······························ 91
　　　二、狂犬病 ··· 92
　第六节　四十四穴损伤 ·································· 94
第六章　临床验方 ·· 121
　　　一、内服方药 ·· 121
　　　二、外用方药 ·· 129
附录 ·· 143
　黄乃聪先生手稿 ·· 143
　黄乃聪先生相关记载 ····································· 197
　黄乃聪先生生前照片与各类证书 ··················· 203
　往来书信与报道 ·· 207
　亲友回忆 ·· 212
后记 ·· 229

第一章

黄氏流派的渊源与传承

第一节　黄氏骨伤科的流派概说

金华，古称婺州，位于浙江省中部，自古繁荣，人才辈出，尤其在近现代，涌现了一大批人才，而黄氏骨伤科的创始人黄乃聪就是其中之一。在金华，只要说起黄氏骨伤科，大家都知道黄乃聪其人以及他精湛的医技，可谓家喻户晓。黄氏骨伤科起源于清末，兴盛于20世纪中期，与当时的嘉兴罗氏骨伤科、宁波陆氏骨伤科并称为浙江省中医骨伤的三大流派。至今传至四代，除了家传，通过师徒授受方式传承的主要代表人物，第二代有黄引红、沈敦道、肖鲁伟、钱子洪、洪时清、王锡林、陈东福等，第三代有黄立毅、季卫锋、何建军、邵涛、陈远富、洪涛、洪小灵、胡凯翔、洪旭文、周铭、倪立鹤、徐磊、黄骏、蒋震宇、金斌、寿文云、胡军、徐熙万、黄晓等，第四代有柳凌、鲍艳婷等。

黄氏骨伤科的学术渊源可追溯至少林、武当学派和薛己学派，下可寻迹至近代的西医骨伤学。本流派以创伤骨科见长，在学术上宗薛己《正体类要》，强调整体观念和辨证论治；以《医宗金鉴》的正骨八法为伤科临证首要技法，主张内外兼顾；效仿《仙授理伤续断秘方》小夹板外固定及功能锻炼的治伤方法等。经过多年的临床实践，本流派形成了一整套以手法复位、夹板固定、功能锻炼、药物内服外敷为体系的骨伤治疗方法。相较于西医，金华黄氏骨伤科的诊疗特色在于对一般的骨折损伤不需要手术，更加注重通过手法整复来恢复正常的关节、骨骼结构，并配合功能锻炼、中药内服外敷。黄氏骨伤科重视手法，整复时强调稳、准、狠，主张善用巧力，巧用劲力，身心合力。在继承《医宗金鉴》所载摸、接、端、提、按、摩、推、拿的正骨八法基础上，结合手摸心会、拔伸牵引、旋转屈伸、提按端挤、摇摆触碰、按摩推拿、夹挤分骨、折顶回旋手法，临证时常根据患者实际情况而灵活采用一种或几种手法组合；固定骨折采用可塑性强、透气性好、轻巧灵便、质地良好的材料来制作夹板，并配合牵引、垫枕、悬吊等治疗方法，固定后提倡进行功能锻炼；用药上提倡因时用药，依据四季特点设立内服中药汤剂，并配合外用特色秘制膏药如黄氏接骨软膏、黄氏万应膏、黄氏金创如意膏等。

第二节　流派创始人黄乃聪

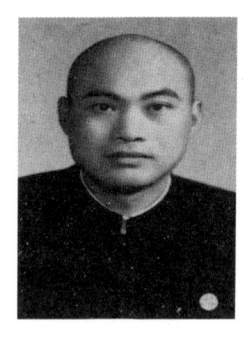

黄乃聪先生（1910—1971），为浙江省骨伤三大流派之金华黄氏骨伤科流派创始人，浙江省金华市金东区塘雅人，系近现代著名医家，擅长治疗骨折、脱臼、跌打损伤、破伤风和气性坏疽等疑难险症。有关其出生年月，有许多报道不准确。《金华日报》记者吴骞和通讯员程梦倩在《浙江在线》发表的"100年前金东塘雅有位一代宗师名声如叶问影响至今"一文中说是生于1908年，金华职业技术学院丁衍文等在《山东中医杂志》2012年第11期发表的"浙江金华名医述要"一文中说是出生于1909年。根据家人的说法，黄乃聪先生实际出生于1910年2月19日（农历正月初十），卒于1971年5月4日，享年62岁。

黄乃聪先生贫苦家庭出身，因生活所迫，年仅9岁便进金华贫民习艺所当学徒，13岁织席满师后随义父郑克荣学习岳家拳和中医伤科诊疗技术。郑克荣先生，出生于1873年，也是金东塘雅人，自幼喜欢习武，曾在傅村镇畈田洪村当铺当伙计，当时以游医为生的姜少庭恰在该当铺当保镖。相传姜少庭是岳飞马前张保的后裔，看到郑克荣为人正直，好学上进，姜少庭在即将离开当铺之时，便收郑克荣为徒，并转居到郑克荣家3年，向郑克荣用心传授了岳家拳和中医伤科诊疗技术。自古武、医是一家，郑克荣不仅继承了岳家拳的精髓，将岳家拳发扬光大，同时他还学成精湛的医术，对内外伤、骨折、脱臼以及被毒虫、猛兽所伤等都有一整套诊疗方法，尤其对骨折、脱臼的治疗，就地取材，更有独到之处，成为金华伤科名医，被誉为"一代宗师"。黄乃聪先生跟随义父郑克荣学习岳家拳和骨伤医术，其天资聪慧，学习时亦刻苦勤奋，不论三九严寒还是三伏酷暑，专心致志，终得深厚武术功底，其臂力过人，为他后来医术的长进打下扎实的基础。

习医之初，在生活上虽有习艺所安排食宿，但黄乃聪先生无钱购书，于是便每晚利用工余时间，到毗邻的省立七中窗外听课，有时与他胞弟黄乃明以借、购书为名到书店看书，一看一整天，甚至连中饭也忘记吃。时间一久，书店老板为他两兄弟的好学精神所感动，主动介绍并取书给他们看，一晃数十年。他的胞弟黄乃明勤奋苦学，之前曾任浙江大学、上海医科大学副教授、大连医学院教授，20世纪70年代后期调至国家海洋局任研究员。

黄乃聪先生随义父临诊于医局，尽得师父真传，同时努力钻研《仙授理伤续断秘方》《伤科大成》《医宗金鉴》等伤科经典著作，积极学习西医骨科知识，形成一套中西医结合的骨伤疗法。1929年，黄乃聪先生在金华市区四牌楼净渠头57号开设骨伤诊所，1931年22岁时加入金华县中医学会。之后，诊所被日机炸毁，为避日军侵略，黄乃聪先生考入浙江省盐务局，在浙江省盐运管理监督处（两浙盐务局）当医师（历时5年）。

黄乃聪先生经过多年的勤学苦练，积累了丰富的临床经验。1945年抗战胜利后，黄乃聪先生辞去公职，再次回到金华，在原址净渠头自己家里开设骨伤科诊所，行医济世，深得广大群众信赖。一年后，在原地址上建房六间，其中两间设为诊所。再年，为了方便出诊，特别是为危急重病患者的抢救赢得时间，黄乃聪先生自行购置两匹马。人到中年，黄乃聪先生声誉日高。

中华人民共和国成立后，党和政府非常重视发展中医药事业，黄乃聪先生热烈响应党的号召，为中医药事业的发展做出了积极贡献。他将自家诊所（包括药物、资金等）无偿捐献给国家，1954年带头响应国家号召，积极组织中医各界人士，在金华市内发动中医走集体化道路。他牵头先后组建了第一、第二、第三、第四等七家中医联合诊所。1958年，在这些联合诊所的基础上，他又筹建了金华市中医院，作为创始人的他被政府任命为首任院长，直至去世。

1960年8月，黄乃聪先生受到党和国家领导人的亲切接见并合影，十分可惜的是，这张珍贵的合影照片遗失了，至今下落不明。

黄乃聪先生曾连任金华四届县（市）人民代表大会代表、主席团成员，县（市）人民委员会委员，并连任四届金华县（市）政协副主席、金华市卫生工作者协会副主任，农工民主党金华市委副主任委员，金华市中医协会会长。黄乃聪先生在1958—1960年，两次被评为浙江省社会主义建设积极分子（获省级劳模待遇）；1962年被评为浙江省名中医，并被政府评定为高级知识分子；1962年起受聘为浙江中医学院客座教授，兼教伤科，为浙江省第一位走入大学讲堂的中医伤科医师。他所著的《中医伤科学补充教材》，为浙江中医学院中医专业教材。《腰闪扭伤》《破伤风》《气性坏疽》《脊柱骨折》等论著，被收入中华全国中医学会浙江分会、浙江省中医研究所主编的《医林荟萃·浙江省名老中医学术经验选编（第七辑）》中。

由于黄乃聪先生医名日隆，金华地区有许多骨伤患者争相奔赴医院，请他诊治，经他施治而获愈者不知多少。1955年，金华铁路部门敲锣打鼓送上"整骨神手"一匾。在民间也流传着许多有关他医疗技术的神奇故事。20世纪60年代初的一个夏季，兰溪农村一女孩，下雨天在路边一凉亭避雨，因雷雨交加，狂风大作，凉亭破旧，突然倒塌，女孩被压在废墟中，被众人救起时，她已全身多处损伤，特别是右前臂皮肤的挫灭伤。因为在农村，医疗、经济条件比较差，女孩父母带其去医院求诊时，当地医院建议截肢，否则有生命危险。女孩父母觉得，一个人没有了手臂还怎么生存？人一定要有手的。在别人的介绍下，他们慕名来找黄乃聪先生。女孩家人用竹躺椅抬着她，从兰溪乡下连夜赶到金华市中医院。人在诊室外，一阵腐肉臭味扑面而来，女孩父母恳求黄乃聪先生救救他们的女儿。当时患者发热，精神萎弱，消瘦，右前臂全部溃烂，发臭，还有蛆虫，手腕以下及手指皮肤完整，手指尚能稍微活动。黄乃聪先生非常同情患者，立即用清凉解毒的中药煮水，药汁摊凉，清洗患者右前臂创面，清除溃烂组织，盖上麻油纱布，给其内服清热凉血解毒中药，连续多日。每次给她换药，创面都有大量黄色液体渗出，但肉芽组织生长良好。经过黄乃聪先生精心治疗，女孩儿右前臂伤口全部愈合，虽然有瘢痕，但未出现瘢痕挛缩，手臂保住了。

非常遗憾的是，20世纪60年代中后期，黄乃聪先生身心遭受损伤，酿成严重疾病，又未得到及时治疗和休息，致使病情逐渐恶化。1971年5月4日，黄乃聪先生抱憾与世长辞，享年62岁。

第三节 流派传承

黄乃聪先生作为金华市中医医院的老一辈中医骨伤专家,在该院起步发展时担起组织与建设工作,为医院做出了巨大贡献,院内外用制剂膏药等都是在黄氏自制方药的基础上发展而来。后来他又参与浙江中医学院本科生、进修生的带教工作,课堂上谆谆教诲,临床上循循善诱,将几乎所有的时间都用在骨伤科教学以及临床诊疗工作上,使优秀的骨伤疾病诊疗手段得到最好的传承,不辞劳苦,桃李芬芳。黄氏之女黄引红,自幼随父学习骨伤科知识与技能,得到黄乃聪先生的言传身教,逐渐领悟治疗骨伤疾病的精髓,对骨折脱位、软组织损伤等有着丰富的诊治经验,现在金华市中医医院出诊。孙女黄立毅亦继承家学,亦就职于金华市中医医院骨伤科,现为黄氏骨伤膏药非物质文化遗产项目代表性传承人。此外,还有许多金华名老中医如钱子洪、洪时清、胡军等都直接或间接地受到黄乃聪先生的学术主张熏陶,在临床上发挥和运用着黄氏骨伤科的骨伤治疗技艺。

黄氏骨伤科传承关系见图1。

第一章 黄氏流派的渊源与传承

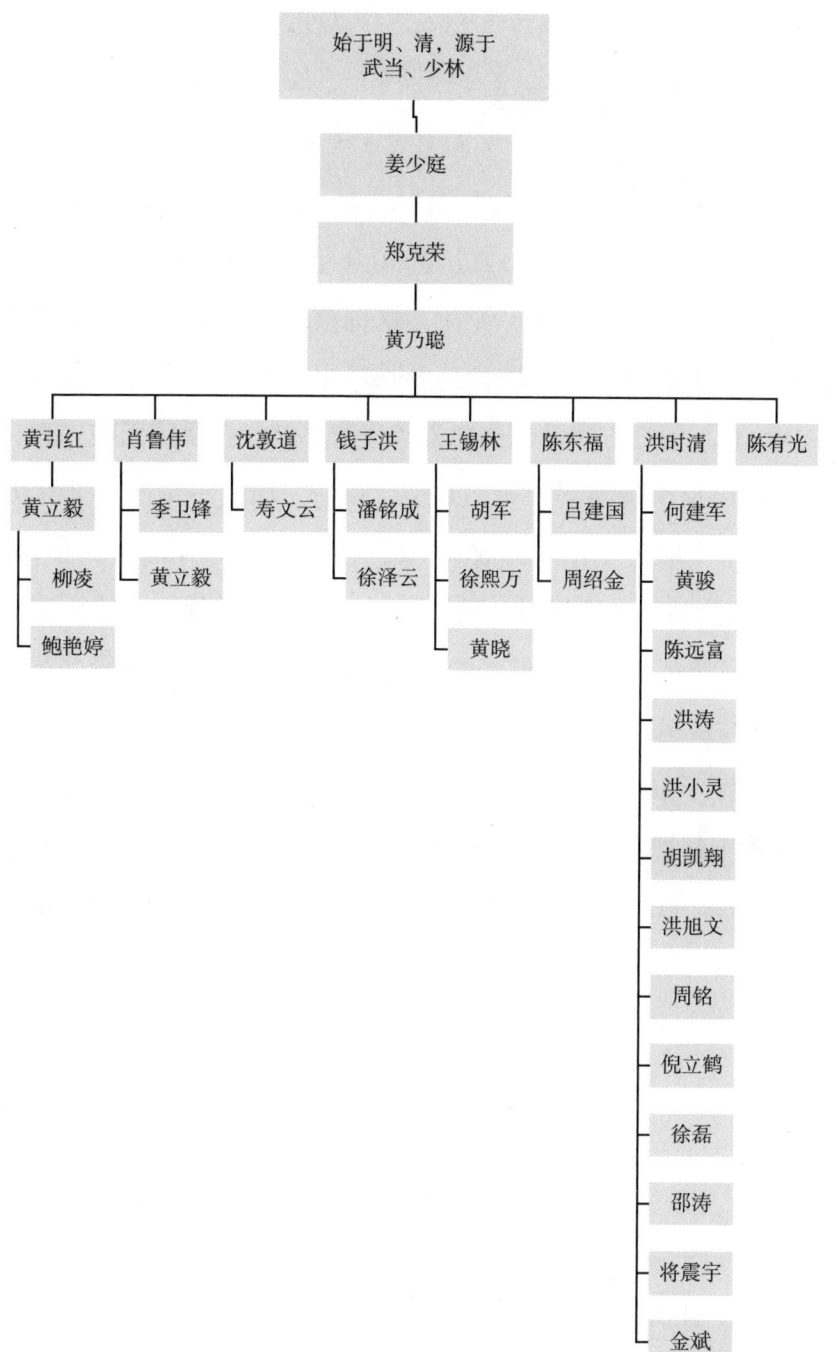

图1 黄氏骨伤科传承关系

注：以上名单根据《浙江省中医药发展"十四五"规划》设定。

一、第二代主要传承人

黄引红（1953— ），黄乃聪先生之女，黄氏骨伤科嫡系传承人，金华市中医医院副主任中医师。其从医50余年，继承家传正骨经验，基于自身特色，进行整理、改进、简化，挖掘整理黄乃聪先生《伤科心传》，熟练运用整骨上髃技术、外用膏药及伤药水，对骨伤病的分类和病因病机、临床诊查、治疗方法及创伤急救等进行总结，注重黄氏破、和、补的骨折三期用药及预防与调护等，并结合预后、康复等情况，治疗慢性骨髓炎、骨关节炎取得了良好的效果。黄引红相继整理出《黄氏正骨疗法》《黄氏用药经验》等文字材料；同时遵循中医药发展规律，传承精华，守正创新，在父亲黄乃聪先生的经验基础上，进一步研究防治骨关节及其周围筋肉损伤与疾病，基于自身特色的同时，注重学科交叉，始终坚持"以本为本"，使黄氏传统的中医骨伤科研经验得到进一步发掘、整理与提高，逐步形成了一套具有黄氏特色的治疗骨折、骨病与软组织损伤的新疗法。在外固定方面，黄引红在总结中西医固定器械优缺点的基础上，把两者有机结合在一起，运用现代科学理论加以论证。在著述方面，黄引红发表了《伤药水在骨伤科疾病中的临床运用》《手法结合中药治疗腰椎间盘突出症28例》《川乌与半夏的配伍及临床应用》《中药外用加扳拨治疗网球肘254例》等论文。

沈敦道（1934— ），主任医师，教授，曾任浙江中医学院院长、浙江中医药学会骨伤分会第一任会长，在从事中医骨伤科40余年的临床医疗和科研工作中，刻苦钻研，精益求精，参加第一届西学中班来金华黄氏学习，亦曾跟随上海石筱山、宁波陆银华深造，在中医骨伤领域有很深的造诣,参与合作编著了《骨伤内伤学》《陆银华治伤经验》《宁波陆氏伤科经验集》等学术著作。尤其是对脑外伤有独到的治疗经验,重视"心主神明",对老年人头部外伤重视补肝肾,同时撰写了《头部内伤辨证论治》等系列论文,有数十篇论文在国家级、省级医学刊物上发表。擅长用中医传统手法结合手术治疗各类骨折、脱位及膝骨关节炎、股骨头缺血性坏死。从浙江中医药大学毕业后,长期在上海、宁波、金华讲学和坐诊。曾赴西班牙、德国、奥地利、英国讲学、会诊10余年,并进行治疗示范。

肖鲁伟(1948—),浙江慈溪人,主任中医师,博士生导师。1979年起,在浙江省中医院、浙江中医学院和省人大从事临床、教学、科研和管理工作。1991—1995年,任浙江省中医院院长。1993—1998年,任浙江中医学院副院长。1998—2006年,任浙江中医学院院长。2006—2008年,任浙江中医药大学校长。2003—2008年,任浙江省第十届人大代表。2008—2013年,任第十一届省人大常委会委员、省人大教科文卫委员会副主任。2011—2019年,任浙江省中医药学会会长。现任浙江省骨伤研究所所长、浙江省名中医研究院院长、中国非物质文化遗产保护协会中医药委员会副会长。

1. 构建"髓系骨病"理论体系。肖氏在几十年的骨伤疾病临床诊疗中,在中医经典理论"肾主骨"的基础上,创新性地将奇恒之腑"髓"对骨科疾病的影响作为一个独立的研究专题,提出"髓系骨病"。他带领团队系统整理历史文献,溯源探流,结合临床实践,研究"髓系骨病"的理论基础,探究髓的本质、髓的生理与病理、髓系骨病的治疗与预防,系统构建了髓系骨病理论,发挥了对骨伤疾病临床辨证论治的重要指导作用,建立了髓系骨病病证体系,并创建了肾髓同治的治疗原则,实现了髓系骨病的治法创新。

2. 重视"整体辨证，审因论治"。肖氏治疗骨伤病的整体观念，就是要全面考虑病情，从损伤的部位出发，首先辨清引发损伤的主要原因，损伤的时间和过程，再将瘀血、寒凝、痹阻、痰滞等致病因素结合起来，由点到面、由局部到整体进行辨证，才能真正达到整体辨证、内外兼治的理想境界。肖氏一贯重视辨证施治，临床中反复强调不要"听病开药"。肖氏认为明确病因是治疗的前提，在参考疾病症状表现的同时，若能够针对病因采取相应的治疗方法，则可以取得好的效果。骨折、脱位、筋伤、伤科内证等由跌仆伤损、骑马跌坠等引起的疾病，其病因属于不内外因，而能导致痹证与痿证的风、寒、湿、热都属于外因。肖氏在辨证施治方面积累了独具特色的经验，辨证时尤其重视脉诊。在望、闻、问、切四诊中，虽然脉诊排在最后，但它是中医诊断中最重要的一环，起决定性作用的一环。肖氏认为骨伤科的脉诊主要应把握脉证相符与不相符的规律。在临床诊治过程中，肖氏对四时脉的变化也非常重视，认为人与天地相参，四时气候的变化使人体脉象也发生相应的变化。

3. 关注病理，病证结合。肖氏受现代医学理论思想的影响，始终坚持衷中参西、关注病理，实际上便是辨证与辨病相结合。肖氏对中医辨证和辨病理论多有阐发，强调两者是在中医理论指导下的有机结合，认为中医的辨证、辨病论治结合符合生物-心理-社会医学的现代医学模式，能更好地发挥中医系统论、整体观的优势。肖氏始终认为应当"师古而不泥古"，通过掌握和使用现代手术技术，对骨伤疾患诊疗进行有针对性的修正，为骨伤疾患诊疗规范化提供了理论支撑，使骨伤科疾病的治疗在传统和现代两个方面有了更全面的发展。

4. 药简效宏，擅用经方。肖氏平时最反对的就是问病堆药，拼凑成方。肖氏临证多选经方，但其所用，并非机械照搬，而是据证灵活化裁，兼采众家之长，不断发展和创新。他临床常用的经方有桂枝类方、柴胡类方等。肖氏也喜用历代名方、效方，认为由秦汉时期直至明清，历代医家立方思想是一脉相承的。这些方子经历了几百年的临床考验，是先贤留给后人的宝贵财富，临床也都有不错的疗效。肖氏认为，用药首先要熟知药性；其次，要注意用药平稳；再次，在治疗慢性疾病时，因病程长，治疗时间久，短期内难以痊愈，用药一般选补而不滞、滋而不腻、凉而不寒、温而不燥、活血而不破血及利水而不伤阴之品等。

洪时清（1943—　），主任中医师、金华县名医、金华市劳动模范、金华市级名中医。1960年，跟随伤科医师李玉明先生学习骨伤科知识。1962年跟随浙江省名中医、金华市中医医院副院长黄乃聪先生学习中医骨伤科知识，浙江省中医学院主治医师提高班结业。从事中医骨伤科工作60年，曾任金华县官田卫生院副院长，曹宅镇中心卫生院副院长，金华县中医骨伤科医院副院长兼骨伤科主任，金华市第二中医院副院长兼骨伤科主任、院级顾问。金华县第三至第七届政协委员、金东区第一届政协委员。历任金华县中医药学会副会长、金华市康复学会理事、金华市中西医结合学会骨伤专业委员会委员、金东区医学会理事、金华市药学会民间草药专业委员会副主任委员。

现任金华市中医药学会理事、金华市中医药学会民间中医药研究开发专业委员会副主任委员、全国传统疗法学会骨伤分会副会长。现为金华市名老中医药专家学术经验继承工作指导老师、世界中医骨科联合会会员，并被聘为马来西亚国际骨伤针灸研究院顾问。对骨伤科常见病、多发病的治疗临床经验丰富，疗效确切。对骨伤科的疑难杂症——骨质疏松症、股骨头坏死、骨髓炎、腰腿痛、颈椎病、高低位截瘫、骨不连等积累了一定的治疗经验，先后在各级学术会议和国家级、省级、市级刊物发表论文38篇，其中8篇获世界级、省级、市级优秀论文奖；并获国家专利1项，完成市科技项目2项，积极完成金华黄氏骨伤科流派经验的挖掘和创新工作，同时积极参与有关中医药的各项社会活动，为金华市的民间医药发展做出了贡献。

洪时清常年在门诊第一线工作，废寝忘食，全心全意为人民服务，得到群众一致好评，多次荣获市、县、区、院卫生先进工作者称号、政协先进工作者称号、市科技先进工作者称号，以及中华骨伤杰出人才、中华骨伤功勋奖。

王锡林（1937—2023），黄氏骨伤科嫡系继承人，黄乃聪外甥，金华市级名中医，金华市中医医院副主任医师。自小居住在黄乃聪先生家中，耳濡目染，幼年起就跟随黄乃聪先生出诊，系统学习中医理论、骨伤科手法和内外药治，并亲自炮制方药。在黄乃聪先生多年孜孜不倦的教导下，尽得其传，总结出创伤的独特诊查方法：查受伤时间，辨别阴阳之异（各种异感在阴、阳、日、夜、早、晚、动、静情况下的特殊变化），与年龄之老幼、妇女经期变化等情况具体结合，深度体会"摆动伤肢，屈动环节"，一旦临证，机触于外，巧生于内，手随心转，法从手出。或拽之离而复合，或推之就而复位，或正其斜，或完其阙，则骨之截断、碎断、斜断，筋之弛、纵、卷、挛、翻、转、离、合，虽在肉里，以手扪之，自悉其情，法之所施，使患者不知其苦。

王锡林临证时，擅长用拔伸的手法克服肌肉收缩力量，矫正重叠移位；用旋转的手法矫正骨折断端间的旋转及成角畸形；用折顶的手法纠正短缩后不易复位的横断或锯齿状骨折；用回旋的手法矫正斜行及螺旋形骨折；用端提、捺正手法矫正细微的侧方移位；用分骨的手法矫正双骨折的成角及侧方移位；用屈伸的手法整复骨折脱位；用纵压的手法检查骨折复位的效果。同时，注重气血津液与损伤的关系，尤擅治疗颞颌关节、髋关节脱位。在治疗肱骨髁上骨折,有碎片夹入关节的情况,不用手术,直接手法复位,疗效满意,深得患者好评。其一生从事黄氏骨伤科的研究和临床工作,对黄乃聪先生毕生经验加以总结,发表《黄乃聪骨折分期辨证论治经验介绍》《谈骨折治疗的"七上八落"期》等论文。

钱子洪(1940—),金华市级名中医,金华市中医医院副主任医师,从医60余年,擅长治疗骨折、脱位整复、关节病、椎间盘突出等。发表《钱氏手法治疗儿童伸直尺偏型肱骨髁上骨折40例疗效观察》《钱氏补肾壮骨方加减治疗骨质疏松症35例》等论文。

陈东福(1936—2021),金华市中医医院主任医师,从医50余年,擅长中医接骨,尤其擅长骨折延迟愈合、骨缺血性坏死等常见并发症的治疗。其认为,在早期正确复位、功能锻炼的同时,内治上宜补益气血肝肾、祛瘀接骨舒筋;临床上骨折气血受损,导致肾阴亏虚,则内伤骨量不充,骨失濡养而折损,多伴随有肝肾不足证候,气阴两虚舌脉;或虚火上炎,或自汗盗汗,或骨热酸痛,或骨节疲软。内治宜滋补肝肾、调养气血。外治则行气活血、温经通络,用药洗、热熨加以适当的功能锻炼。发表《自拟消癣汤治疗手癣37例》等论文。根据中医"久病气血瘀"的理论,善用内服方加外洗方来治疗手癣,颇有成效。

二、第三代主要传承人

黄立毅(1981—),黄乃聪孙女,浙江金华人,副主任医师,浙江省骨伤三大流派之黄氏骨伤科嫡系传承人,国家"十四五"规划黄氏骨伤科代表性传承人,于2014年12月响应《金华市名老中医药专家学术经验继承工作》文件的号召,成为中医骨伤科师承人之一,浙江省中医药学会骨伤科分会青年委员,浙江省国医名师肖鲁伟团队成员,浙江省名中医张昌禧工作室成员。幼承庭训,尽得家学,得益于骨伤名医肖鲁伟、药学专家张昌禧老师及黄氏骨伤科第二代传承人黄引红的教导,从事骨伤临床工作20余年,来求治的患者络绎不绝,同时相继研读了中医古籍四大经典等中医著作和医学院校系列教材,将理论与临床实际融会贯通,继承和发扬了黄氏骨伤精髓,认真整理出黄氏一系列经验,包括黄氏骨伤科的理论基础、诊断基础、诊断原则、诊断方法、正骨手法、复位手法、治筋手法、固定原则、固定方法、药物疗法及骨伤杂病治验,在传承《伤科心传》的基础上,拾遗补阙,结合关于治疗急性软组织闪扭伤经验,将治疗骨不连、股骨头缺血性坏死、肩凝症、颈椎病、骨性关节炎、跟下痛经验,以及治疗肱骨外髁骨折经验整理成册。作为项目负责人,主持多项省市级课题,代表性的省级课题有《黄氏伤科之万应膏合腰痛汤治疗腰突症的疗效分析》《黄氏活血方治疗股骨头坏死的SD大鼠动物实验研究》等。作为第一作者在省级、国家级期刊发表论文十余篇。

季卫锋(1971—),中华中医药学会骨伤科分会关节病专业委员会委员、浙江省中医药学会骨伤科分会青年委员,留学于美国Chipppewa Valley学院、日本Juntendo University骨科及运动医学中心,全国名老中医学术经验优秀继承人、浙江省新世纪151人才、浙江省中医院飞鹰人才。擅长髋关节疾病、膝关节病、肩周炎、颈椎病、腰椎间盘突出症、骨质疏松相关疾病及运动损伤的诊治和中医药治疗,擅长人工关节置换术、髋膝关节镜、腰椎间盘摘除术、创伤骨折内固定术、骨质疏松性椎体骨折的椎体成形术等。主持和参与国家级、省部级研究课题6项,获科研奖项多项,其中浙江省科学技术进步奖3项,在国际和国内学术期刊上发表论文20余篇，参编多部专著。

黄骏（1990— ），执业助理中医师，毕业于湖北生物科技职业学院。师从浙江省金华市黄氏骨伤科流派传承人、金华市名老中医洪时清。先后在金东区中医院和金东区第二人民医院工作学习多年，现在金华市中医医院黄氏骨伤科流派嫡系传承人黄立毅处学习。从事中医骨伤科工作已六年余，曾在浙江中医药大学进修。对骨伤科常见病、多发病的治疗临床经验丰富，疗效确切，对骨伤科疑难杂症如骨质疏松、股骨头坏死症、骨髓炎、腰腿痛、颈椎病、骨不连等的治疗都取得一定效果。特别在治疗骨折不愈合、膝关节痛方面有独特的造诣，深受患者好评。

胡凯翔（1990— ），主治中医师，本科学历，毕业于浙江中医药大学，金华市第一批名老中医学术经验继承人，金华市基层中医药骨干。先后担任金华市中医药学会民间中医药研究开发专业委员会秘书、中国民间中医医药研究开发协会八婺中医药研究分会副会长。师承浙江省金华市黄氏骨伤科流派传承人、金华市名老中医洪时清，随师学习并侍诊十余年，进修于金华市中医医院，擅长中西医结合治疗各类骨伤科疾病，并具有一套完整的黄氏骨伤科诊疗思路和独具特色的治法、用药。

洪旭文（1988— ），中医全科专业，毕业于浙江中医药大学，师承浙江省金华市黄氏骨伤科流派传承人、金华市名老中医洪时清，后随方樟培、楼建国等名医抄方学习。金华市第二届名老中医传承人之一，金华市基层中医药骨干。熟读《伤寒论》《金匮要略》等中医经典，将师承所学与经方理论有机结合，擅长运用经方治疗临床各科常见病，尤其擅长骨伤科疾病的中医诊疗，遣方用药力求精简有效。

三、第四代传承人

柳凌（1999— ），浦江县妇幼保健院中医科住院医师，师从黄氏骨伤科流派传承人黄立毅，毕业于浙江中医药大学滨江学院，擅长以针刺调理经络、疏通气血、平衡阴阳，将针灸推拿与中医骨伤相结合，关注病理，病证结合。主要治疗肩周炎、膝关节病、颈椎病、腰椎间盘突出症等，善于针药并用治疗颈肩腰腿痛、中风后遗症等，同时对于失眠、月经病、咳嗽、眩晕等内科疾病的治疗效果显著；熟练运用针灸、推拿、拔罐、穴位贴敷、穴位埋线、放血等中医特色疗法防治疾病，调理亚健康状态。

鲍艳婷（1997— ），执业中医师，师从黄氏骨伤科流派传承人黄立毅，中共党员，毕业于广西中医药大学针灸推拿专业，现为义乌市中心医院医共体义亭院区中医科医师。跟随黄立毅门诊临证，运用黄氏骨伤科特色疗法结合现代医学技法精准辨证，针药并用，对急性软组织闪扭伤、肩凝症、颈椎病、骨性关节炎等疾病治疗有独特的效果。曾在杭州市中医医院进修小儿推拿。治疗颈椎腰腿疼痛、面瘫、失眠、耳鸣、小儿斜颈、小儿消化系统等疾病有一定效果。

第二章

治学特点

金华黄氏骨伤科流派创始人黄乃聪先生,治学严谨,勤奋好学,倡导医武结合、中西医结合,极力反对门户之见,博采群方,颇有特色。

一、提倡勤奋好学

黄乃聪先生一生好学,历代中医伤科著作无不涉猎,潜心研究,经过多年勤学苦研和反复实践,积累了丰富的临床经验。他特别擅长治疗骨科的疑难杂症。黄乃聪先生博采众长,反对门户之见,经常阅读现存最早的骨伤科专著唐·蔺道人的《仙授理伤续断秘方》(简称《理伤续断方》),其中学术奠基的"深广"与"高水平"为黄乃聪先生重视。该书载述了骨折、脱位等伤科疾患,黄乃聪先生从书中得到很多启发。另外,该书还追溯了中医骨伤科的历史起源和发展脉络,展示了小夹板、外用药剂、推拿正骨等中医骨伤科特色的诊疗方式。黄乃聪先生学习中医骨伤科历代积累与发展的经验,加以运用和改良,自制黄氏一系列外用药膏运用于临床。他当时诊治的很多是骨伤科的疑难症,包括头颅、脊柱(颈、胸、腰、骶尾)、四肢、骨盆、锁骨、肋骨、胸骨、肩胛骨各种类型的骨折,下颌关节、肩关节、肘关节、掌指关节、髋关节、膝关节(髌骨移位)、足关节的各种脱位,挫扭伤、脑震荡、高低位截瘫、骨不连、骨髓炎、股骨头坏死、危急重症患者颅内出血,气血胸、肝脾破裂、破伤风、气性坏疽等也屡见不鲜，至于颈肩综合征、腰腿痛、膝关节退变、骨质疏松，几乎每天出诊都会遇到。黄乃聪先生对疑难危重症患者每用一方都有效验记录，并留有副方注明年、月、日，可惜因故全部遗失。

1962年8月至1965年10月（中医学院文件发文审批原件记载），他受聘到浙江中医学院教授伤科学，精心编写《中医伤科学补充教材》，将自己的从医心得毫无保留地传给下一代。其中《腰闪扭伤》《破伤风》《气性坏疽》《脊柱骨折》等内容，被收入中华全国医学会浙江分会、浙江省中医研究所主编的《医林荟萃·浙江省名老中医学术经验选编（第七辑）》中。

二、强调医武兼修

自古医武不分家，武功是伤科的基础。黄乃聪先生自幼跟随义父郑克荣习医练武。郑克荣是金华骨伤科名医，也是武术名家，其医武技艺高超，医德高尚，对黄乃聪先生要求相当严格，悉心传授，不仅教以伤科医技，还授予武功，尤其是传授了南宋名将岳飞所创的"岳家拳"（2007年被列为浙江省级非物质文化遗产）。清光绪年间（1875—1908），湖北人姜少庭将岳家拳传承给金华塘雅郑克荣，再由郑克荣亲授给黄乃聪先生。黄乃聪先生习武刻苦勤奋，不管三九寒冬，还是盛夏酷暑，坚持不懈，练出了一副好身架、好武功。他一生着重医武结合，将岳家拳中的部分招式融入医道，巧妙整合，用于伤科临床。岳家拳拳法刚柔相济，巧用穴位，在医道上发挥出不可替代的作用。黄乃聪先生每逢带徒时，第一课先讲习岳家拳，并教授许多学徒习武，为他们之后的伤科临床打下坚实的基础。据其学生洪时清回忆，曾亲眼看到黄乃聪坐在凳子上，一下子将患者举起来。在做骨拔伸牵引时，4个学生在一起也拉不过他，其臂力确是惊人。

黄乃聪在施行骨伤科手法时，凭借一身筋骨气力，旋复正骨，手到擒来，效如桴鼓。

据其弟子洪时清回忆，他于1962年10月来金华市中医医院报到学习中医，黄乃聪先生就问他"五禽戏"是谁提倡的？是哪几种动物？洪时清就回答说是华佗先提出的，五种动物也只讲出了四种，最后一种一时想不起来，就呆在那里，这时黄乃聪先生6岁的小女儿开口说是猴子，洪时清就一下子反应过来是"猿"。后来，洪时清就开始跟随黄乃聪先生学习中医骨伤科技术，同时习练五禽戏等传统武术功法。说起来很神奇，后来洪时清在参加副高、正高职称考试的时候，都有华佗"五禽戏"的考题，他都考得很好。

三、倡导中西医结合

黄乃聪先生反对门户之见，博采群方，不断丰富自己，对西医骨科知识也积极学习。他非常重视并积极推行中西医结合，常说促进骨折愈合问题需要中西医同道结合，团结一致，共同攻克这一医学难题。20世纪50年代初，铁路劳模郑汉的肱骨下段遭轧断伴皮肉撕伤，在金华第二人民医院就医。西医诊断后要截肢，患者不同意，请黄乃聪先生会诊，他主张暂不截肢，运用中西医的优势配合治疗，经过努力，患者不仅保住了断臂，而且很快恢复了功能。为此，金华火车站敲锣打鼓送他一块"整骨神手"的匾。此后他要求自己的学生不仅要学好中医骨伤科方面的知识，而且与金华卫生学校联系，要学生们去学习解剖、生理、病理、药理、生化等西医的系统知识。他还与金华第一、第二人民医院联合，相互邀请会诊，交流经验。黄乃聪与当时金华第二人民医院的骨科主任、全国劳模吴凤堂医师交往甚密，相互邀请会诊，经常去骨科病房，诊治住院的疑难病患者。

他也向西医医师积极学习西医骨科知识，相互探讨骨伤科疑难病证的治疗方案，积极走中西医结合道路。

四、认真传授技艺

黄乃聪先生是在全省享有较高声誉的中医骨伤科名医，学识渊博。为发展中医事业，使之后继有人，他亲自挑选人员，带徒培养，教育严谨。他先后带教学生7人，对学生言传身教，并组织金华市中医院内科、外科、妇科、儿科、五官科、针推科各位老前辈带徒授业。他还组织各科学徒，以当时浙江中医学院（现更名为浙江中医药大学）编的第一套中医院校教材为课本，集中授课，系统讲授中医理论；同时要求学生随时吸取现代医学经验，认真学习西医解剖、生理、病理等方面知识。他每次到金华地区医院会诊时，总要带学生同去，以帮助学生提高中西医诊疗水平。据其弟子洪时清回忆，当时跟随黄乃聪先生的除他之外，还有王锡林、陈东福，刚开始时坐在黄乃聪先生的对面，用耳听、用眼看、用手记，2个星期后才开始帮先生包扎换药，整复时做先生的助手。

黄乃聪先生带教学生的方式很多，除在临证时言传身教外，还组织学生集中上课培训。他作为金华市中医医院院长，在院内为学生办了一个培训班，开设医古文、内经、金匮、伤寒、诊断学、中药学、解剖、生理病理等课程，聘请院内各科室的老医师如邢志林、蒋鸿钧、宋志澄、吴为益、方寿征等给学生上课。他还要求学生整理书写典型医案，按论文题目查找资料，撰写医学论文。对学生写好的医案、学习小结等，他都认真进行批注和订正。在带教中，他特别重视医德医风的教育，用"大医精诚"教导学生，常说"达则为良相，不达则为良医""富贵不能淫，贫贱不能移，威武不能屈"，要求学生全心全意为人民服务。他与金华第二人民医院的骨科主任吴风堂医师是至交，经常去第二人民医院骨科病房会诊，诊治住在那里的疑难病患者，邀请他去会诊的都是骨科的西医医师。在他长达几十年的诊治历程中，黄乃聪先生从来不诋毁他人。他所诊治的患者中，有许多是经乡村医师或者是西医诊治过的，他从来不说其他医师怎样怎样。患者对其他医师有怨言时，他还非常耐心地解释，消除患者的不快。记得他当年开诊所时，澧浦村那边有人因纠纷发生斗殴，双方先后到黄乃聪先生处就诊，并送他厚礼。黄乃聪先生不声不响地收下双方礼品，并告诉他们某日到家里来。双方都到了黄乃聪先生家里，黄乃聪先生就把他们送的礼品都拿出来退给双方，同时把双方的伤情讲清楚，劝他们不要为一点小纠纷就大动干戈。双方听黄乃聪先生一说，都认识到自己的错误，拿回礼品，高兴地回家了。作为伤科医师，遇到因纠纷斗殴而受伤的患者很多，他这种做法也让许多学生受益匪浅。

20世纪60年代初，黄乃聪先生受聘到浙江中医学院任客座教授，在学院周林宽老师的帮助下，把其义父郑克荣及自己的骨伤治疗方法、临床案例及经验整理成册，编写为《中医伤科学补充教材》，悉心传授，深得学生的喜爱。他自编的《中医伤科学补充教材》，从诊疗方法、正骨手法、治疗方药到典型案例，详细记录了黄氏骨伤科流派的独特经验，非常实用。在此期间，有位学生曾用该教材中治疗气性坏疽和破伤风的方剂救治两人。一位患者为外伤开放性骨折引起左膝、腿部气性坏疽，病入膏肓，危在旦夕，这位学生就采用《中医伤科学补充教材》中治疗气性坏疽的方剂，竟将患者给抢救回来了。另一位患儿刚出生7天，患上脐风（破伤风），被丢弃在垃圾桶内，其外婆见婴儿还有气，就抱回来救治。学生按《中医伤科学补充教材》中治疗破伤风的方药进行治疗，服药后患儿抽搐停止，病情也慢慢地开始缓解，最后完全康复。

对各中医学院、卫生学校和省内各地来院实习进修的医卫人员，黄乃聪先生作为业务院长，都竭诚欢迎，全力支持，使其圆满地完成见习和实习任务。

五、崇尚医德医风

由于黄乃聪先生具有精湛的中医骨伤科技术，再加上高尚的医德，导致他诊务繁忙，门诊量很大，每天要诊治100～120人次。担心住在乡下的人当天回不去，他一直坚持把已挂号的患者诊治完毕，中饭往往要推迟到下午1～2点才吃。他的小女儿经常催他回家吃中饭，黄乃聪先生就说："快了快了，等这些叔叔阿姨看好病了，我就同你回去吃饭。"黄乃聪先生出身贫寒，对劳动人民有深厚感情，他医德高尚，素以济世为怀，对有困难者每每慷慨解囊相助。凡是患者要求出诊，他不管白天黑夜、刮风下雨，都随请随到。对家境贫困的患者，他不但不收医药费，还帮助解决他们的生活困难。有一年，家住浦江的钱某右腿骨折，无奈家中贫困，连包扎的费用都出不起。但黄乃聪先生还是接收了这个患者，并留其在自己家中疗养，待其骨折痊愈后再送其回家。钱某十分感激，每年冬天都会送来一担白炭，黄乃聪先生也总是热情接待，还时不时赞助他一些生活费。黄乃聪先生一心为患者，甚至废寝忘食。无论在街上、家里、医院，只要患者找他，他总是会满足其要求，特别是对农民和城里的搬运工人，更是关怀备至。

第三章 学术思想

黄乃聪先生主张遵循薛己《正体类要》的八纲与脏腑辨证，活血化瘀、补气养血的原则，运用整体观念，辨证论治，把损伤分为早、中、后三期，重视人体的气血津液和脾胃功能，早期主张上宣肺气、下通腑气，通瘀消肿；中后期往往运用补血养阴、补肝益肾方药来治疗。在损伤早、中、后三期用药过程中，特别强调对后天之本"脾胃"功能的呵护，对有损脾胃的伤药慎用。外治法有自己的特色，如外敷药会根据四季不同的气候来配伍，疗效确切；整复骨折时强调做到"稳、准、狠"，在包扎固定中要求按"七上八落""三让四追"的规律来操作，对肘关节的固定要求用"收放法"；固定材料通常选用可塑性强、通风透气、轻巧灵便、质地良好的黄板纸（马粪纸）来制作。

一、重视阴阳，辨证施法

《素问·阴阳应象大论》云："气伤痛，形伤肿。"明代医家薛己在《正体类要》中云："肢体损于外，则气血伤于内，营卫有所不贯，脏腑由之不和。"这些都是从阴阳（气形、内外）来论述伤科的病理机制，对临床有明确的指导意义。伤科疾病虽属外因，但与内在阴阳气血的失调有着密切的关系，故黄乃聪先生极其重视阴阳辨证施治的总纲，以阴阳总统表里、寒热、虚实、气血津液的辨证，在临证中做到"察色按脉，先别阴阳""闻病之阳，论得其阴，闻病之阴，论得其阳"。他认为《黄帝内经》所述阴阳学说与伤科临床关系密切，只有维持人体阴阳平衡，才能使气血循行经脉之中，周流不息，营运全身，滑利关节，温养肌肉；只有善于把握阴阳，才能使之安其位，筋脉和顺，骨髓坚固，气血畅行，骨骼直，筋脉和，腠理固，精气强。

因此，他认为骨折之后的症状、病位、病势无不反映了阴阳的对立统一、相互联系、相互消长转化。骨折时由于血溢络外，气滞血瘀，骨的连续性与完整性遭受破坏，阴阳气机的连贯性阻断，阴阳失去平衡，也就导致了先阳后阴，出现"七上八落"的阴阳消长转变的必然过程。暴力造成骨折，当时软组织肿胀不显，但受损之软组织复受内在的断骨锐锋戳伤，血溢络外，造成瘀肿，局部肿胀随日增加，至第7天通常达到最高峰，称为瘀肿增加期，是为"七上"。从第8天开始，肿胀渐退，称为瘀肿消退期，是为"八落"。黄乃聪先生在用药上强调要遵循"七上八落"之规律而用药。例如，在瘀肿明显期（七上），常见发热、口渴、尿赤、喘促、腹胀、舌红苔黄、脉弦数等症状，为瘀血归肝、阳热亢盛阶段，应使用大剂量的活血化瘀、止痛退肿药。而从第8天开始，则应使用补益肝肾、促进骨质生长的药物。同时配合四时季节阴阳消长的变化灵活用药，此为骨伤科辨证论治的关键所在。

二、内外兼治，灵活不拘

黄乃聪先生认为骨伤疾病不仅有外形之损，亦涉及内伤，主张内外兼治。

内治上，他提出"以四诊八纲为治疗依据，证分轻重表里，候分缓急疾徐，势别恍惚，掌握规律，辨别论治，灵活不拘"。在中医整体观念和辨证论治原则的指导下，他将损伤分为早、中、后三期进行治疗。早期，肢体损伤后络脉受损，气机凝滞，瘀血阻滞于肌肤腠理，用药以破为主，多采用桃仁、红花、三棱、莪术、延胡索等活血行气药来疏通气血、消瘀退肿。中期，损伤症状有所改善，但瘀阻未尽，气血不和，用药仍以活血和营为主。后期，瘀肿已消，但筋骨尚未坚实，气耗血伤，黄乃聪先生主张用药以补养气血、强骨壮筋为主，通过调养肝肾来促进筋骨的修复，临证多采用滋肾柔肝的枸杞子、熟地黄、黄精、鹿角胶、龟甲胶和具有补肝肾、强筋骨作用的杜仲、骨碎补、淫羊藿、巴戟天等药物治疗。另外，黄乃聪先生还特别注重调治脾胃，脾胃健运则气血化生，肌肉得以濡养，临证多采用黄芪、山药、白术、茯苓等具有补益脾胃作用的药物。

进行外治时，黄乃聪先生施用摸法诊断病情，常用手仔细体察患者骨骼关节的形态、移位、活动度，软组织的肿胀、弹性、紧张度等情况；对容易漏诊、误诊的腰肋间骨折，创造性提出施以衍泽-收缩法进行摸诊。例如，临床上判断第7至第12肋骨是否骨折时，医者可以先由痛穴点向四边触摸，若患者未表现出疼痛时，则迅速改变方向，转为由四周向痛穴点按压，当触摸到有隐约的骨摩擦兼阻塞感时，即可确诊骨折。手法整复时，以《医宗金鉴》正骨八法的摸、接、端、提、推、拿、按、摩进行施治，强调操作时要稳准灵活，以做到瞬间无痛性接骨复位。此外，黄乃聪先生勇于创新，对陈旧性骨折多采取先中药熏蒸患者关节再复位的方式，以达到恢复功能的效果。

对于外固定，黄乃聪先生根据骨折的病理变化特点，提出"三让四追""七上八落"之法。"三让四追"，指的是先松后紧的小夹板固定法。所谓"三让"，即在骨折瘀肿增加期，每隔三四天固定绑缚时适度放松扎带。所谓"四追"，即在骨折瘀肿消退期，每隔四五天固定绑缚时则改用紧迫法，每次按肿势消减程度调整扎带。"七上八落"，则是依据阳极转阴病机而提出的，通常为骨折损伤后的7天内肢体肿胀逐日加重，出现阳热亢盛或阴虚火旺的证候；到8天之后，肿胀便开始消退，症状缓解，表现出属阴的病理变化。7天前遣方用药效果通常不显，但8天之后，疗效常立竿见影，病情迅速好转。临床上黄乃聪先生常根据这些病理特点来指导骨折的治疗。固定后，他还运用中药熏洗疗法治疗损伤，以达到活血通经的目的，从而更好地恢复关节的活动功能。

三、筋骨并重，动静结合

黄乃聪先生主张临床治疗骨伤时应遵循筋骨并重、动静结合的理念，将理筋与正骨相结合、外固定与功能锻炼相配合，贯穿骨折治疗的每个环节。

黄乃聪先生认为，筋与骨无论是在功能还是在结构组成上都相互依存，相互为用，筋韧则骨正，骨伤必筋伤，正如《素问·生气通天论》所言："骨正筋柔，气血以流。"临床上常见患者骨折虽已愈合，但仍有肢体肿胀、活动不利等症状，此为筋骨受损之象。临证时，黄乃聪先生既注重对骨折的整复，也重视对软组织的治疗。首先，他通过仔细观察受伤部位，并运用触摸法对筋骨所伤情况如有无局部畸形、骨折程度及移位方向等做出明确判断。其次，在骨折的治疗过程中，特别强调以功能复位为关键，遇到肿胀明显者，则先予以手法按摩、外敷药物，待软组织肿胀渐消后方才予以正骨八法整骨。在理筋时，根据肌肉、肌腱走行的方向，运用按压、推滚、揉摩、拿捏、牵引、按抖等手法来舒筋活络，运用扳拔、叩击、揉搓等手法来调和气血。中医学认为"肝主筋，肾主骨"，故筋骨疾病还需要用药物内治肝肾。黄乃聪先生临证时常予以养肝柔筋、补肾壮骨之法，采用当归、熟地黄、白芍、女贞子、枸杞子、黄精、鹿角胶、龟甲胶等药物。

除了筋骨并重，黄乃聪先生将动静结合的理念也贯穿骨伤疾病治疗始终。黄乃聪先生认为，损伤早期应进行导引锻炼，只有通过外固定配合功能锻炼，才能使骨折达到理想的痊愈状态，恰如《仙授理伤续断秘方》中所云："凡曲缚，如手腕、脚凹、手指之类，要转动，用药贴，将绢片包之。后时时运动，盖曲则得伸，得伸则不得屈，或屈或伸，时时为之方可。"临证时，无论是治疗期还是恢复期，黄乃聪先生常将外固定与功能锻炼同步进行，指导患者进行筋骨的主动屈伸旋转等。根据病情，还可以循序渐进地增加锻炼次数。进行功能锻炼，一方面有助于患处和血生新；另一方面有利于促进气血充盈，强壮筋骨，调节机体整体功能。例如，桡骨远端骨折经整骨复位后，黄乃聪先生常嘱患者积极做指间关节、掌指关节及肩周关节的锻炼活动。另外，黄乃聪先生提出，肘关节的治疗过程中应注意"收放法"的使用，即随患者肘部伤势、病程来个性化调节悬吊绷带长度，达到患肘固定与活动统一的目的，这正是中医动静结合思想理念的体现。与西医运用石膏绷带固定患处相比，"收放法"的使用不仅可以避免关节僵硬等并发症的产生，而且使骨折处的气血流通，利于骨痂形成及肘关节功能的恢复。

四、手法独特，求稳准狠

黄氏骨伤科特有的手法，在浙江省骨伤三大流派的手法中独具特色。对骨折、脱臼患者实施正骨手法，黄乃聪先生强调要做到"稳、准、狠"三字。他认为手法整复是骨伤科治病疗伤最基本的要求，须经过多次的临床实践才能得心应手。所谓稳，即医者在施用手法之前，对患者损伤处进行仔细的诊察、检查，充分熟悉患者的病情。准，即通过触摸，能够对骨折和脱位位移的方向和程度、软组织的伤势有精准的了解，再施用恰当的整复手法进行诊疗，为治疗做准备。狠，即强调在正骨手法复位中要做到轻巧灵活、刚柔并进，达到"手法骤施人不觉"的境地，还没等患者反应过来就已将骨折整复完毕。黄乃聪先生认为对骨折严重者（错位多、畸形大），宜用多次矫正法。

黄氏骨伤科以《医宗金鉴·正骨心法》中摸、接、端、提、按、摩、推、拿为要旨，强调操作时应"稳劲灵活"，临证应用时，诸法合参，随机应变。同时，提出腰肋之间的骨折容易被漏诊或误诊，需施以衍泽法和收缩法进行摸诊。另外，黄乃聪先生勇于创新，对陈旧性的骨折脱位常采用先熏洗摇荡患者关节后复位的方式，使粘连组织剥离，均能达到功能恢复的疗效。

五、全面兼顾，因势利导

《医学源流论》说："病方进，则不治其太甚，固守元气，所以老其师；病方衰，则必穷其所之，更益精锐，所以捣其穴。"黄乃聪先生认为，治疗骨折要因势利导，提出"七上八落"的治疗原则。由于外来暴力的作用造成骨折，当时肿胀不显，在此后7天内，受损软组织受在内的断骨锐锋戳伤，血溢络外，造成瘀肿，局部肿胀逐渐明显，称为瘀肿加重期。在此期间，对骨折患者施以摸、接、端、提、按、摩、推、拿等矫正术，接着予以包扎固定。固定须"三翻"，即每2天重新绑扎1次，采用宽松法，外敷消肿膏，每次适度放松扎带，以防因骨折局部肿胀增加而造成压迫、溃疡、坏死，并同时矫正骨折瘀肿，亦称"三让"。而第8天后，瘀肿渡过了极点，转入衰退期，肿胀渐退，呈下降的趋势，称为瘀肿消退期。在此期间，固定须"四复"，即每四五天用紧迫法绑扎1次，每次按肿势消减程度适度束紧扎带，也即趁瘀肿败退时期，肌肉萎缩阶段，用以猛追，所以亦称"四追"。外敷则趁断骨开始长新之际，用接骨万应膏药，衡其长短阔狭，紧贴于断骨部，然后加以小夹板固定扎缚。

黄乃聪先生创立的这种因势利导的治疗方法，即在伤科骨折早期予以整复后，因势利导地施用小夹板"三让四追"法固定整复，颇符合现代医学对骨折病变的认识。现代医学认为，局部肿胀乃骨折血肿及软组织反应所致，其程度取决于骨折错位与软组织损伤的大小，血肿的吸收机化，依靠的是骨折后窦状毛细血管的增生以及吞噬细胞的作用。在骨折第1周，因新生毛细血管少，不能完全吸收瘀血，加之骨折断端对软组织的损伤，血肿倾向增大，而1周后大量新生的毛细血管改善了血液供应，且局部稳妥固定，使骨折断端不再损伤软组织，血肿逐渐吸收机化，骨与软骨分别形成。另外，现代医学还证实，骨折后1周内出现的负氮平衡，即使补充大量的氨基酸亦不能纠正；而在1周以后，除非极严重的多处骨折患者，负氮平衡均可自行得以纠正，这说明黄乃聪先生总结的"七上八落"的规律也符合现代医学的理论，充分体现了中医骨伤科因势利导、辨证论治的特点，与现代医学采用石膏一次成型固定迥然不同，有明显的优越性。

六、用药多法，灵活施治

首先，黄乃聪先生认为损伤用药，应先细致辨别病情，然后审慎用药。黄氏骨伤科用药主要采用按病程三期辨证的先后用药法、因时施治法、按部位论治的上下用药法，以及左右论辨证用药。在临证用药之际，需做到"五勿"，即勿好奇、勿固执、勿拘泥不变、勿轻妄乱投、勿迟速草率。其中"勿拘泥不变"即强调用药要懂得变通，根据不同情况选用不同用药方法。

其次，黄乃聪先生认为医者应熟练掌握七方、十剂之原理，便于遣方用药。对于伤损之症，先要审以虚实，后施以补泻。

最后，黄乃聪先生认为伤损实病者，忌投补益之品，当用宣表通泻之品，使凝滞之气血行，行则营卫通达，达则痛减，瘀肿消退。反之，伤损虚脱者，不可泻之，宜投以补益润燥之品。

1. 先后用药

黄乃聪先生运用整体观念，将损伤分为早、中、后三期，遵从"破、通、补"的三期治疗原则。全程注重顾护后天之本脾胃，慎用有损脾胃的药物。

（1）早期，肢体损伤后瘀血渐生，不通则痛，用药以破为主。先治凝滞之气血，活血化瘀，使血脉通畅流利。加之新伤患者易患风寒，故宜用发散药，表散外袭之风邪。再者，蓄血可引起瘀血攻心，治宜护心安神。故早期宜投破瘀行气、护心清肺、祛风利湿之剂。

（2）中期，尚有瘀血泛注，气血不和，仍应以祛瘀生新为主。继投适当的宣通之品，使气血更能顺利畅行，行则气血畅通，而后无碍，病自愈。

（3）后期，损伤日久，伤气伤血，造成筋骨气血虚弱、筋消肉损，故用药以补为用。补益之剂可随证变化，总不离补养肝肾，所谓筋骨内合肝肾，肝主筋，肾主骨，肝肾同源，筋骨互养。补益之药能使气血旺盛，盛则精满肾坚，筋健肌壮，皮毛润泽。骨折之症，尤须注重养肝柔肝，益精补肾。

另外，三期辨证用药无绝对的界限，具体临证时各期交错互参，应根据患者具体情况进行相应的综合施治。

2. 因时用药

因时制宜为中医学重要的治疗原则，因时用药指的是在辨证施治中结合时令节气的变化来选择或增减药物。《素问·六元正纪大论》提出"用热远热，用温远温，用寒远寒，用凉远凉"，说明在治疗疾病时，需顺应天时的特点，做到天人合一。黄乃聪先生主张在临证时，需根据时令节气的变化来制订相应的治法与方药。他提出春季气温，阳气升发，肝旺脾虚，中气不行，宜用参苏饮加减（紫苏、陈皮、枳壳、前胡、桔梗、制半夏、茯苓、广木香、党参、葛根、甘草）；夏季暑湿困阻脾胃，中焦气机升降失常，宜用平胃散加减（苍术、陈皮、厚朴、豆蔻、甘草、煨姜）；秋季天气凉燥，易夺津伤阴，宜用四物汤加减（当归、川芎、白芍、生地黄）；冬季气候寒冷，人体阳气内敛，机体不能抗邪于外，宜用五积散加减（白芷、枳壳、麻黄、苍术、干姜、桔梗、厚朴、甘草、茯苓、当归、肉桂、川芎、芍药、半夏、陈皮）。此外，黄乃聪先生在配制外用伤药膏、伤药水时，也常配合四季阴阳消长的变化来灵活调节药物的组成、用量，如黄氏接骨软膏会在不同季节来调整药物3～4味，并在原来基础上加减50%的药量。

3. 上下用药

上下用药法即黄乃聪先生治伤提出的"上宣肺气，下通腑气"之说。黄乃聪先生常将此法用于损伤早期新伤外感风寒者或瘀血阻滞、大便不通的体实者。上者为肺，下为大肠。黄乃聪先生认为，肺主一身之气，肺气通达则人体全身气机运行正常。气为血之帅，气行则血行。损伤者气必受损，气血有损而凝滞，故用药可从调理肺气入手，气调血亦行。同时，肺与大肠相表里，故损伤蓄瘀，出现大便不通的症状时，可用攻下逐瘀法通泻大便，临床常用桃仁承气汤加减。肺受邪而发肺热，故治上者宜先清其肺。而肺与大肠相表里，故伤下者宜先泻大肠之热。

4. 左右论辨证用药

对于外伤涉及内伤的情况，黄乃聪先生常用左右辨证用药，所谓左右，即中医常说的"左肝右肺"。施药前，通过外在表现辨别脏腑病变部位，再根据部位不同选择不同的药物治疗。损伤时如何通过外在表现来辨别病在肺还是肝，黄乃聪先生认为其辨别要点在于对血色的判定。损伤吐血者，若血色黑，则病在肝；血色鲜艳，则病在肺。若损伤无吐血时，则观察眼珠。其伤在肝者，为乌珠色；其伤肺者，为白珠色兼红大。黄乃聪先生又强调，用药时左右也不是决然分开，应左右相兼，并而治之。

5. 分部而治

黄乃聪先生治疗损伤时还主张用药应分部而治，即将人体按头、胸、腹部不同部位分别进行辨证施治。对于头部损伤者，黄乃聪先生强调首先要测知患者有无知觉与反应；对于胸部损伤，涉及肺、肝、脾出血者，则用引血下行法，常用牛膝、当归、桑寄生、桃仁等药物；对于腹部损伤卧不倒、坐不安、立不直者，则用逐瘀攻下法，常用三棱、莪术、血竭、骨碎补等药物。

（1）上部头脑受震，双目张而瞳神散光（瞳孔散大），也有的半开眼，有的双目紧闭，有的两目上窜。首先要测知伤者的知觉和反应（医者用指头弹击或用软的木质旁敲侧击），若有反应，则施以祛瘀开窍法，常用麝香、赤芍、丹参、红花等药物。判知为重症时，亟须以开窍祛瘀理气剂内服，常用当归、生白芍、川芎、天麻、红花、桃仁、香白芷、橘红、蝉蜕、樟冰、麝香（吞服）等。

（2）中部胸脘、肋骨骨折，影响到内脏或内脏出血，逆气上冲，疼痛不宁，呼吸急促，痰闭鼻煽，瞳神散光，不能动弹者，以祛瘀降逆为主，常用当归、赤芍、川郁金、桃仁、紫菀、红花、枳实、桔梗、柴胡、生鳖甲、升麻、沉香末（吞服）等。

（3）下腹腔受伤，周围痛而拒按，号痛不敢放大声，卧不倒、坐不安、立不直者，以破瘀行气泻下为主，常用当归尾、赤芍、桃仁、红花、酒炒延胡索等。

以上症状虽严重，但若能及时服药，绝大多数可以转危为安。

七、专病专方，疗效显著

黄乃聪先生除擅长治疗骨伤外，对破伤风、气性坏疽、闪挫内损等骨折并发症的治疗也颇有心得。临床上遵循辨证论治的同时注重专病专方，针对每种疾病，设有简验便廉的基本方进行治疗，正如徐灵胎云："一病必有一主方，一方必有一主药。"

破伤风在唐代蔺道人《仙授理伤续断秘方》中有相关论述。黄乃聪先生认为此病由创伤后皮肉破损，风邪乘虚侵入经脉所致，或由外伤失于调护，风邪入侵引起，临床上将其分为轻型、重型、极重型三型进行辨证施护。其中，轻型以寒战发热、颈项不舒、张口困难或牙关紧闭、吞咽不便为主症，黄乃聪先生治以祛风通络为法。重型以牙关紧闭、角弓反张、苦笑面容、阵发性抽搐为主症，治以开窍息风为法。极重型以抽搐不止、呼吸困难、面色青紫、大汗淋漓为主症，治以豁痰利气、益气增液为法。黄乃聪先生设一基本方用于治疗破伤风，方中当归、生地黄、麦冬、玄参、犀角屑（代）滋阴生津、清热凉血，钩藤、天麻、全蝎、蜈蚣、僵蚕、羚羊角（代）平肝潜阳、息风镇痉，白附子、制天南星、蝉蜕祛风解痉、化痰散结，防风、细辛、麻黄疏散风邪、祛风止痛。诸药合用，共奏祛风化痰、定搐止痉之功，服药后以患者头汗淋漓、五心汗出为佳。

气性坏疽，黄乃聪先生认为是由邪毒内陷、耗气伤阴引起的，是创伤中病情凶险、最易发生变证的并发症。其特点是创伤处组织坏死，疼痛剧烈，按之有气泡感，并产生恶臭，症见高热寒战、烦躁气急、神昏谵语、便秘腹胀不欲食等。黄乃聪先生认为对开放性骨折伴污染或伴肌肉软组织严重损伤或挤压伤的患者，应高度警惕出现气性坏疽的可能。他在临证时常用内治与外治相结合的办法进行治疗。内治，施以清热解毒、活血化瘀、养血生津之法，设有一基本方，方由玄明粉、玄参、当归、生地黄、白芍、桔梗、蝉蜕、菊花、生大黄、桃仁、红花、防风、菊花、防己、薏苡仁、甘草组成。外治，黄乃聪先生强调彻底清创去腐，排其败血，达到药液能进的程度，并运用正骨手法进行骨折的整复归位，同时防止大量出血。创口处外敷加味七龙散粉剂，周围血肿则用五黄散煎剂温热冲洗，若血肿灼热，则将药液放凉冲洗。

闪挫内损，俗称"鬼箭风"，从表到里，患者皮肉筋骨、经络脏腑均无明显的损害征象。轻者一般如常人，重者则痛苦难忍、坐立不安、卧不倒。黄乃聪先生认为此病是半表半里之症，特殊性在于虽有病痛之实，但无症状之因，临证多以活血通络、平肝益肾之法论治。临床设一基本方，方中白芍、朱麦冬、杜仲、当归滋阴生津、补血养肝，佛手、橘核、柴胡、青皮、延胡索、沉香末（吞服）疏肝理气、活血止痛，钩藤、鳖甲清热平肝、滋阴潜阳，大腹皮行气利水，升麻、茴香温脾升阳、增强人体正气。

第四章

诊疗特色

黄乃聪先生在长期的骨伤科临床工作中，经过多年摸索探讨，形成了独特的诊疗特色。

一、诊断

伤科与其他各科一样，也是按照四诊八纲诊断，但切诊中还包括触诊。黄乃聪先生在临证中要求四诊齐全，强调须察明伤势、表现动作形状和神色形态，闻其痛苦所在及声音的高低，询明受伤历史、受伤时期和场地、经过情形，然后切其脉搏、摸其要害、量体温、测知伤者的知觉及大小便的通塞，将主诉情状与四诊联系起来，做到随症治疗，针对性下药。对严重内伤者，首先要注重部位，黄乃聪一般分为头、胸、腹（头颅腔、胸腔、腹腔），亦称为上、中、下；再辨别表里阴阳（背面为阳，腹面为阴，浅轻为表，深及内脏为里），也有由轻浅的转入为里证，也有由内脏重症透达为肌表轻症的。

对于伤科辨脉象，黄乃聪先生也有独到的经验。黄乃聪先生认为，伤科的脉当分"蓄血"与"出血"两种。蓄血之脉，当以洪大、牢大为宜，可知气血尚旺盛也；若见脉微或沉涩而微，均非所宜，微脉表现气血衰微，伤科气血衰微，病就难以有起色。出血之脉，多见芤象，但宜缓小，忌数大。浮、芤、微涩均宜，脉见或沉或伏，为寒凝气束之象；若见乍数乍疏，为心脏搏动不匀，主病情凶险，传变莫测也。六脉模糊为吉凶难测。脉若见和缓有神，证虽险要但无妨，因伤剧痛，脉见代象亦无妨也。

对于辨别伤科的舌苔，黄乃聪先生认为，舌质淡红者血虚，深红而绛者血热也。舌本有黑色瘀块、瘀点者，内脏有瘀血也。舌苔当分白、黄、黑等。例如白苔，白而薄润，在内科为邪在表，在伤科为气郁不舒。白薄而干燥者，为其人津液素亏的表现，用药须要处处兼顾生津液，因津液一败，则会很大程度上影响生命。白苔而厚者，中脘有湿痰，用药当配合开泻之品（杏仁、川厚朴、茯苓、橘皮、橘红、桔梗等）。又如黄苔，黄薄而滑者，津液未伤，方中可配入开泻之品。黄苔而浊者，邪已结里。黄浊越厚，入里越深，在化瘀破血药中加入化浊之品，方为灵活。黄而燥者，邪结阳明也，当用清胃之品。黄厚而有燥刺，或边黄而中心焦黄起刺，胸腹硬满痛者，当下之。再如黑苔，黑苔属脾经，黑而滑者，为湿饮伤脾，用药宜温，大忌用燥，用之则有洞泄之变。黑而有燥刺，乃脾脏大热，但若无痞满硬痛之证，不可用承气汤，因胃中津液干枯，只宜用滋阴清热之药。若黑而坚硬如荔枝形者，为五液枯尽，不治之症。

此外，黄乃聪先生还提出了伤科病证检查的注意事项，认为治疗伤科患者的时候，首先应采取急救措施，做到系统地全面检查，才能准确地诊断。检查时应注意以下10个方面。

（1）首先注意患者的呼吸，防止昏厥（休克）。若见昏迷时，急按脉搏，并向护送人员询问以明确受伤场地、时间、经过和病史。

（2）随即检查七窍有无内出血，再检查头部，查看有无创伤出血，观察创伤等。

（3）患者神志不清，双眼闭合或张开一半，应检查瞳孔是否散光，反射如何。

（4）检查口、鼻、耳有无出血或流出污液如黄水状，牙齿有无落在口中，有无异物，口的张合有无障碍。

（5）检验颈项旋动、俯仰有哪些障碍。

（6）胸部，摸、弹击、挤压胸壁，可以探知脏腑和器官受损，或有无肋胸骨折、裂损，或有无气逆鼻煽、胸高痰涌气闭、痛苦不宁。

（7）腹部，腹腔内有无瘀血、表面突肿或硬肿块、疼痛难忍、摸触拒按，肠蠕动如何。

（8）颈、胸、腰、臀、椎和四肢各部关节是否灵活，骨体是否完整。

（9）生殖器、小便是否通利，尿前或尿后有无血尿。

（10）肛门沟外是否破损。

经过上述检查，便可以初步确定伤损的轻重，是内损或外伤，或脑震荡、胸腔内伤（内脏出血），或腹腔重伤，伤势在有力抵抗、转轻或变重的哪个过程中；必须辨明骨折或脱臼，以便做出住院或门诊处理；对于骨折、脱臼，最好配合X线检查。同时鼓励并尽量想办法安慰伤者和家属。医者也必须镇静，勿恐慌失措。

二、施治

1. 内伤

依据诊断，辨别严重程度。首要注意部位，分为头、胸、腹，亦称为上、中、下；再分为表里阴阳，须察其伤势、神色形状，闻其痛苦所在，动作形态，然后切其脉搏，摸其要害，量体温，测知患者的知觉及大小便的通塞，主诉情状，声音高低，联系起来，做到随症治疗，针对性下药。

头：头部重伤，如脑震荡重症，双目张而瞳孔散光，也有的半开眼，有的双目紧闭，有的两目上窜或直视。首先测知伤者知觉和反应（医者用指头弹击或用轻软的木质旁敲侧击）。判知为重危时（脑震荡或颅内瘀血等），亟须服药，以开窍祛瘀，理气镇静，处方如下。

当归12克，生白芍12克，川芎9克，天麻6克，红花9克，桃仁9克，白芷9克，橘络4.5克，蝉蜕9克，冰片0.9克，麝香0.15克（另吞服），加葱白头3个。

若头颅腔内重伤，则配合洗濯剂，处方如下。

附子15克，肉桂15克，生姜皮15克，生白附子9克，紫苏12克，枳壳9克，加葱白头11个，煮开，待温热浸洗两胫与两足。

胸：若中部胸腔肋骨骨折，影响内脏或内脏出血，逆气上冲，疼痛不宁，胸高气促，痰闭鼻煽，瞳神散光，高热，痰中夹有鲜血或凝成丝状、块片状，多有泡沫样痰液，唾入清水中却始终不沉者，可以考虑肺脏出血。右胸胁间伤后而颜面苍白者，并先有恶寒，紧急转为高热，或抽筋，视其痛楚不宁，可以考虑肝脏重伤或出血。左胸胁间伤后，颜面苍白者，寒热温杂频发，复有汗淋如雨如油，逆气上冲，脉细，可以考虑脾脏内出血，审证果决。若胸腔内脏出血或肋骨骨折，逆气上冲，疼痛不宁，呼吸紧迫，痰闭鼻煽，瞳神散光，不能动弹者，亟须进服祛瘀理气降逆之剂，处方如下。

当归12克，赤芍9克，川郁金12克，桃仁、杏仁各12克，紫菀12克，红花9克，枳实12克，桔梗12克，柴胡6克，生鳖甲15克，升麻3克，沉香4.5克，加黄酒吞服。

腹：若下腹腔受伤，受伤周围痛而拒按，号痛不敢放大声，卧不倒、坐不安、立不直者，以破瘀行气泻下为主。若腹腔内受重伤，表层周围有瘀硬或有凸起，痛而拒按，卧不倒、坐不安、立不直者，亟须用破瘀行气泻下之剂。处方如下。

当归尾12克，赤芍9克，桃仁12克，红花9克，延胡索12克，槟榔

12克，枳实9克，莱菔子（打）12克，大茴香、小茴香各9克，玄明粉（冲）15克，生大黄9克，加黄酒引。

以上三腔，伤势虽属严重，但如果能及时医治，改善环境，使患者安适，并适时安慰患者，绝大多数可以转危为安。纵使患者有残疾风险，或危险无法挽救者，也需要镇静矫正和适当固定保护。

2. 外伤

骨折处理：对骨折较沉重征象（错位多、畸形大），宜用多次矫治法。伤损骨折者，因软组织受外力侵害，复受在内的断骨锐锋戳损肌、筋、腱、血管，致顿挫呈瘀肿，即内出血。年轻体壮者，一般在六七天中，肿胀随日增加；年龄较大或体质较弱者，一般在十天内，肿胀随日增加。

骨折的矫治主要是运用手法，综合灵活运用摸、接、端、提、按、摩、推、拿八法。

在骨折瘀肿增加时期，两三天或三四天换敷接骨软膏1次，同时施用矫正术，如按摩、压垫、塞托、卡接，仍予适当包扎和固定，尽量宽松点。在瘀肿"七上"阶段，约换药和施矫正术3次，故称"三翻"或"三让"，就是当瘀肿来犯，暂作退让，以利软组织的营卫气血畅达，减少阻滞。

肿胀转入消退时期，宜隔四五天换敷接骨软膏1次，同时施用矫正术，仍予包扎固定，须改用紧迫法，约换敷药物和矫正包扎4次，故称"四复"，也就是趁瘀肿败退时期，肌肉萎缩阶段，用力猛追，也称"四追"。采用牵引、挺塞、垫托，以趁断骨开始长新之际，改用接骨万应膏（亦称薄帖），衡其长短阔狭，紧紧围贴于断骨部，做到紧迫固定。通过"七上八落"，运用"三让四追"固定处理后，错位多、畸形大的骨折一般能达到较满意的整复。同时随证论治，灵活运用药物。

三、用药

黄乃聪先生认为，凡损伤之疾，无论骨折或脱臼，还是破伤外损，或内伤损及内脏者，临证用药之时机或尺度不可不分。凡人一受伤损，其气血必受阻碍，故会有疼痛炎肿之症状，或失去知觉，甚至丧命。故他整理出用药总论、上下用药、左右用药、四季用药、分部位用药加减及加减方药分门等理论。

1. 用药总论

其瘀肿者，法先散其瘀；气滞者，必先疏理其气和宣通筋络，有贼风侵袭者，必先祛其风；因伤而又受湿者，必先理其湿。总之，凡伤损之疾患，是为卒病，治法当用"表泻宣通"之品。气血凝滞者，则可运行，行则营卫通达，达则疼痛减，瘀肿亦能消退而病证自当消。反之，误投补益之剂，风湿不去，气滞血瘀而不散，则脉络不通，故"伤不宜补""伤不受补"。其脉络壅极，壅极则越加凝滞，故病痛益增矣。此谓之"伤无补法"（虚脱证例外）。若有虚证者，其气血必然不足，经络空虚，虚则不能通利，故酸痛干涩，用药不可以泻，泻则气血更虚，机体益衰。经脉不盛，痛苦加增，用药宜润燥补益之品，此为伤科体虚血少者，勿施泻法。

早期之用药，有受伤沉重者，必投破瘀行气、护心清肺、祛风利湿之剂，先治其凝滞之气血，表散外袭之风邪，使其血脉通畅流利，利则伤疾日益消除。

中期之用药，宜投适当宣通之品，通则气血更能顺利流行，行则凝滞之血自可通畅，畅则通而无碍，无碍则伤损病消。

晚期之用药，兼用补益。补益肝肾之剂，可随证变化。若是骨折，则应益血补肾。肾主骨,补肾即能长骨,其他可以类推。补益之药,能促使气血旺盛,盛则精满骨坚,筋健肌壮,皮毛润泽,利于患者顺利地恢复健康。

黄乃聪先生认为,医者应掌握"七方""十剂"的原理。《素问·至真要大论》云:"治有缓急,方有大小。"所谓"七方"即大、小、缓、急、奇、偶、复。缓方,上药宜缓,气味薄,欲其留于上部;急方,下药宜急,气味厚,欲其直达下部;奇方,奇制从阳,病在上者,为近属阳,故用奇方;偶方,偶制从阴,病在下者属阴,故用偶方;复方,为奇偶不去,是从其病,皆变通之妙用。所谓"十剂",即宣、通、补、泻、轻、重、滑、涩、燥、湿(后加寒、热为十二剂),唐代陈藏器《本草拾遗》中提出宣可去壅、通可去滞、补可去弱、泻可去闭、轻可去实、重可去怯、滑可去着、涩可去脱、燥可去湿、湿可去枯,以及寒可去热、热可去寒。

此外,黄乃聪先生认为,用药之法,贵乎明变。天时有寒暑之更,患者身体有虚实之别,年寿有少壮之分,地气有南北之异,受病有新久重轻之不同,劳动有用脑与用力之殊,夫医者应辨别病情细微,然后审慎用药。人之受伤,病状各有不同,临证用药之际,勿好奇,勿固执,勿拘泥不变,勿轻妄乱投,勿迅速草率,须慎重精详,圆融灵活。如此治之,必获效也。

2. 上下用药

黄乃聪先生认为,上者为肺,肺主全身之气,注于皮毛,为脏之长,心之盖。血无气不行,夫有损伤者,气必受损,因气血有损而凝滞,滞则脉不通利,肺主于气,气血不能通利,肺受邪就发肺热。治之上者,故宜先清其肺。下者为大肠,夫有下部受伤损者,亦损及其气,损则气血不能通达。肺主全身之气,大肠与肺相表里,故伤下者,先须泻大肠之热,是为表里相引。此谓用药有上下之分者，治疗损伤以此作为运用药物之根本要法。

3. 左右用药

黄乃聪先生认为，凡受伤不知左右，若有吐血证，见血自明。血黑者，左受伤属肝；血鲜者，右受伤属肺。受伤若无血吐出者，可察看眼珠，亦可知其梗概矣。乌珠色丑者，其伤重者属肝；白珠色丑，又红大者，其伤在右属肺。瞳神属肾，散大则危，是为肾绝也。辨别当细微，凡有左或右之一边受伤者，发病亦有两边相引也，并不是左右决然分开，左右用药之法，应宜左右相兼，并而治之。

4. 四季用药

黄乃聪先生认为，春日气温，宜用参苏饮（紫苏、陈皮、枳壳、前胡、桔梗、制半夏、茯苓、广木香、葛根、党参、甘草）加减；夏日气热兼湿，宜用平胃散（苍术、陈皮、厚朴、豆蔻、甘草、煨姜）化裁；秋日气凉爽，宜用四物汤（当归、川芎、白芍、生地黄）加减应用；冬日气寒，宜用五积散（白芷、陈皮、厚朴、桔梗、枳壳、川芎、白芍、当归、茯苓、苍术、法半夏、生姜）加减。

5. 分部位用药加减

头部伤：羌活、天麻、升麻、白附子、细辛、藁本、苍耳子、柴胡、牡蛎、白芷、川芎、葛根、麻黄、麝香、菊花、防风、薄荷、苍术、荆芥、钩藤、桂枝、香附、秦艽、天南星、当归。

咽喉部伤：麻黄、杏仁、沉香、半夏、射干、丝瓜汁、薄荷、百合、僵蚕、甘草、防风、麦冬、芒硝、姜汁、贝母、桔梗、玄参、山豆根、知母、桑白皮、硼砂、冰片。

舌部伤：石膏、升麻、玄参、僵蚕、芍药、甘草、连翘、桔梗、防风、麦冬、栀子、黄芩、黄连。

唇部伤：升麻、生地黄、大黄、石膏、秦艽、麦冬、防风、当归、黄连、薄荷、荆芥、骨碎补、红花、苍术。

耳窍伤：柴胡、磁石、菖蒲、麝香、连翘、防风、细辛、青皮、红花。

鼻窍伤：辛夷、荆芥、菊花、苍耳子、细辛、菖蒲、白芷、川芎、防风、栀子、玄参、大黄、黄连、桔梗。

眼目伤：石决明、蒺藜、羌活、桔梗、黄芩、木贼草、黄连、柴胡、黄柏、甘菊花、白芷、栀子、防风、生地黄、苍术、菟丝子、女贞子、枸杞子、地骨皮、荆芥、桃仁、决明子。

齿部伤：独活、秦艽、生地黄、黄芩、地骨皮、细辛、大黄、白芷、石膏、乳香、续断、骨碎补、伸筋草。

面部伤：白芷、荆芥、羌活、白附子、防风、秦艽、薄荷、菊花、天麻、蝉蜕、生大黄、葱根。

胸部伤：天冬、青皮、麦冬、柴胡、泽兰、三七、白芥子、莪术、茯苓、土鳖虫、知母、海马、枳壳、贝母、砂仁、郁金、桔梗、沉香、礞石丸、紫苏子、木香、僵蚕、百合、藕节、玄参、紫菀、薤白头、射干、天南星、半夏、麻黄、三棱、款冬花、百部、佛手片、秦艽、瓜蒌子。

胃脘部伤：菖蒲、高良姜、藕节、陈皮、半夏、甘草、白术、厚朴、砂仁、豆蔻、槟榔、葛根、丁香、桔梗、生姜、神曲、天南星、升麻、谷芽、麦芽。

心窝部伤：菖蒲、僵蚕、沉香、栀子、木香、高良姜、土鳖虫、丁香、吴茱萸、莪术、厚朴、麦冬、茯神、黄芩、琥珀、当归、柏子仁、红花、乳香、砂仁、朱砂。

胁肋部伤：紫苏梗、龙胆草、青皮、木香、海马、沉香、石决明、礞石丸、枳壳、白芥子、陈皮、地骨皮、三七、郁金、牡蛎、桔梗、柴胡、鳖甲、紫菀、天冬、槟榔、秦艽、穿山甲（代）、麻黄、姜黄、延胡索、王不留行、薤白头、佛手片、麦冬、白茯苓。

腹部伤：莱菔子、大黄、枳壳、枳实、姜黄、赤芍、大腹皮、延胡索、木香、甘松、吴茱萸、陈皮、芒硝、大茴香、槐花、山柰、香附、小茴香、京三棱、槟榔、郁李仁、王不留行。

小肚角伤：大茴香、槐花、桃仁、芒硝、猪苓、小茴香、青皮、大黄、泽泻、木通、木香、陈皮、桂枝、车前子、地肤子、白茯苓、肉桂、昆布、海藻、川楝子。

背部伤：威灵仙、木香、细辛、秦艽、乌药、桔梗、狗脊、麻黄、香附、羌活、桂枝、王不留行、丝瓜络、藁本、川芎、槟榔、紫菀、防风。

腰部伤：大茴香、杜仲、续断、狗脊、枸杞子、骨碎补、穿山甲（代）、小茴香、白芷、川牛膝、肉苁蓉、鹿茸、怀山药、王不留行、补骨脂（破故纸）、巴戟天、萆薢、沉香、木香、香附、细辛、山柰、青皮、石斛、菟丝子、甘松、秦艽、苍术、阿胶、五加皮。

两手部伤：桂枝、五加皮、桑枝、白芷、土鳖虫、青皮、怀牛膝、丝瓜络、橘络、藕节、秦艽、红花、泽兰、威灵仙、乳香、续断、桔梗、石楠叶、伸筋草。

两足部伤：川牛膝、五加皮、宣木瓜、紫苏梗、薏苡仁、防己、续断、骨碎补、杜仲、狗脊、乌药、山药、伸筋草、萆薢、石楠叶、王不留行、秦艽、苍术、威灵仙、白鲜皮、当归、生大黄。

臀部伤：白蜡、防己、自然铜、杜仲、川牛膝、独活、骨碎补、狗脊、宣木瓜、生大黄、桃仁。

大便不利者：枳实、枳壳、生大黄、郁李仁、女贞子、瓜蒌仁、当归、桃仁、蜂蜜、玄明粉、芒硝、肉苁蓉。

大便色黑（出血）者：川黄连、侧柏叶、生大黄、桃仁。

大便不禁者：升麻、黄芪、诃子、桔梗、补骨脂、车前子、白茯苓、泽泻。

小便不通者：木通、猪苓、茯苓、琥珀、泽泻、地肤子、车前子、地龙、蝼蛄。

小便有血：瞿麦、石榴皮、紫苏梗。

小便不禁：肉桂、丁香、补骨脂。

6. 加减方药分门

活血化瘀通经络之品：土鳖虫、当归、红花、三七、大黄、赤芍、没药、莪术、藕节、牡丹皮、延胡索、刘寄奴、白芷、何首乌、桃仁、王不留行、黄酒、益母草、泽兰、槟榔、三棱、丝瓜络、川芎、枳壳、自然铜、红花、橘络、香附子。

凉血止血清热之品：炒蒲黄、焦栀子、荆芥炭、犀角（代）、羚羊角（代）、血竭、当归、柴胡、生地黄、白茅根、黄芩、黄连、地骨皮、大黄、川芎、麦冬、桔梗、防风。

祛风利湿消肿之品：细辛、防己、羌活、秦艽、麻黄、白芷、白鲜皮、钩藤、独活、天南星、白附子、桂枝、苍术、乌药、防风、僵蚕、菊花、天麻、薄荷、石楠叶、蝉蜕、藁本、荆芥、紫苏、木瓜、肉桂、莪术、威灵仙、生薏苡仁、红花、桃仁、泽兰、大黄。

通窍镇痛之品：细辛、桃仁、乳香、三七、生大黄、人参、麝香、樟脑、没药、郁金、菖蒲、川芎、秦艽、羌活、赤芍、白芥子、皂角、当归、草乌、肉桂、杜仲、延胡索、威灵仙、甘松。

理气下达之品：薤白头、大茴香、莱菔子、香附子、贝母、三棱、丁香、大腹皮、枳壳、威灵仙、山奈、青皮、枳实、枳壳、白芥子、紫菀、桔梗、橘红、橘皮、槟榔、姜黄、莪术、沉香、小茴香、甘松、佛手片。

补血固气、益肾、坚筋骨之品：甘草、川芎、肉苁蓉、石斛、沉香、续断、骨碎补、玄参、人参、当归、黄芪、鹿茸、石楠叶、狗脊、麦冬、白术、肉桂、田三七、菟丝子、山药、杜仲、五加皮、萆薢、秦艽、白芍、茯苓、熟地黄、川牛膝、补骨脂、巴戟天、伸筋草、枸杞子、大枣、何首乌、黄精、阿胶、白及、锁阳。

附：全身用药歌诀

归尾兼赤芍，槟榔桃仁泥；红花与秦艽，乳香没药宜。

八味方为主，加减任迁移；头部加羌活，川芎白附施。

胸膛加枳壳，桔梗又苓皮；胃脘用厚朴，豆蔻不可离。

心窝引心痛，菖蒲良姜医；背伤台乌药，灵仙效更奇。

两手加续断，加皮桂枝连；双肩若有损，怀膝小青皮。

两胁柴胡进，龙胆决明医；大茴破故纸，杜仲入腰知。

小茴莱菔子，腹伤酒腹皮；膀胱溲不利，车前木通提。

大便若阻隔，生军枳壳宜；倘然伤入腿，牛膝不须疑。

因伤红紫肿，薄荷泽兰医；全身有方药，黄酒助药势。

医者须切记，临证看伤宜。

附：引经投使

手太阴桔梗葱白，手阳明葛根白芷；

足阳明葛根石膏，足太阴苍术升麻；

手少阴黄连细辛，手太阳藁本羌活；

足太阳麻黄羌活，足少阴独活细辛；

手厥阴柴胡丹皮，手少阳骨皮柴胡青皮，

足少阳柴胡青皮川芎，足厥阴柴胡丹皮归尾。

四、手法

黄乃聪先生一生着重医武结合，数十年的习武中，着重初期强体，中期习练套路，后期内功修炼、穴位研究等。他认为岳家拳动作灵活多变，出手快捷，步法沉稳，变换中讲究虚实。于是，黄乃聪先生将岳家拳中的部分招式融入医道，巧妙整合，总结提炼出金华黄氏骨伤科独特的手法。黄乃聪先生认为，骨伤科手法的优劣，直接影响伤症的后续治疗。在运用正骨手法时，他强调医者识其部位，一旦临证，要求胆大心细而果敢，机触于外，巧生于内，手随心转，法从手出，或拽之离而复合，或推之就而复位，或正其斜，或完其阙，则骨之截断、碎断、斜断、筋之弛、纵、卷、挛、翻、转、离、合，虽在肉里，以手扪之，自悉其情，法之所施，使患者不知其苦。金华黄氏骨伤科正骨手法具有方法灵活、虚实结合、沉稳有力、出手迅速等优势，骨折脱位徒手结合，熟练整骨上骱，迅速解除患者痛苦，获得患者及亲属好评。

黄氏骨伤科的正骨手法独特，根据致伤病因、伤势伤情等情况而施行，要求每一手法操作都要有明确的目的性。

黄乃聪先生认为，施行正骨手法之前，要明确受伤之部位，观察有无骨折脱位，有无隐匿骨折，且了解病势病情之缓急，根据病史、受伤机制和拍片检查结果等做出明确诊断，同时分析骨折发生移位的机制，选择有效的整复手法。同时注意观察患者全身情况和受伤情况，对多发性骨折气血虚弱、骨盆骨折并发失血性休克，以及脑部外伤重症、神志模糊不清等，均需暂缓整复，可采用临时固定姑息疗法等，待危重病情好转后再考虑下一步治疗。整复前还需要和患者及其家属详细沟通，妥善安慰，消除患者疑惑及害怕心理。进行整复在时间上越早越好，以免延误时间。骨折早期，由于局部疼痛、肿胀较轻，肌肉尚未发生痉挛，最易复位；局部瘀血尚未凝结，复位也较易。有的患者伤后半月之内来就诊的，也可考虑再次复位，应尽快、尽可能恢复骨折解剖复位，减少后期畸形的可能。整复前要安排好主治医师及其助手，并做好分工，认真查体，动作协调、轻柔。

黄乃聪先生要求，进行骨伤整复时，术者要蹲马步，以求牵引时候姿势稳健，牵引整复力度得宜，不可粗暴，只用巧力，不用蛮力；也可配以杠杆借力作用，使骨折脱位成功复位，动作宜快宜狠，减轻患者痛苦，在不经意间复位成功。在用力时候，不可精力分散，注意伤肢情况。复位成功后，一看二听，有的肢体畸形外观上有纠正，还要注意听手下声音，复位后有较明显的关节入臼音，提示复位成功，术者都要心中有数。

具体操作要领如下。

（1）摸：用于问伤查创。诊查骨伤科疾患，黄乃聪先生根据家传《伤科心传》一书中有关记载，总结出以摸法来问伤查创的诊断方法。先通过问诊，来了解受伤之原因、部位和受伤之时间，问伤后经过了何种治疗，问伤者有无异常的感觉，问询各种异感在晴阴、日夜、早晚、动静等情况下的特殊变化，年龄之老幼，妇女经带胎产等。详细问询后，才可运用摸法。摸法在黄氏骨伤科正骨手法中占第一位。先摸健肢，再摸患肢，通过触摸来了解情况，以掌握肢体肿胀的程度、肢体长短的变化、有无异感。对患者原先有无畸形等病史进行排查，了解患者骨折脱位损伤的位置、骨折断端有无开放暴露、有无重要血管神经损伤、骨折脱位畸形的情况，明确新伤、旧伤。摸清部位后，术者心中有数，才能为下一步的治疗做好准备。

（2）接：在准备接骨时，通过双向牵拉作用于骨折断端，克服肌肉拮抗，纠正患肢的重叠移位，恢复肢体的长度。对照健侧肢体长短，按照

"欲合先离，离而复合"的原则，开始拔伸牵引。术者先站好位置，半蹲马步，然后运用膝部、腰部及上肢的力量，做到协调持续牵引。牵引力的大小以患者肌肉强度为依据，要轻重适宜，持续稳妥。拔伸牵引时，术者要保持沿患者肢体的纵轴，对远近骨折端做对抗牵引。

（3）旋转：主要矫正骨折断端的旋转畸形。对于单轴关节（只能屈伸的关节），只有将远骨折端连同与之形成一个整体的关节远端肢体共同旋向骨折近端所指的方向，畸形才能矫正，重叠移位也能较省力地克服。因此，肢体有旋转畸形时，可由术者手握其远端，在拔伸下围绕肢体纵轴向左或向右旋转，以恢复肢体的正常生理轴线。

（4）提按：重叠、旋转及成角畸形矫正后，侧方移位就成为待整复的主要畸形。骨折侧方移位有前后侧方移位和内外侧方移位。提按手法主要用于矫正前后侧方移位（上下侧或掌背侧）。操作时，术者两手拇指按突出的骨折一端向下，两手四指提下陷的骨折另一端向上，使骨折复位。

（5）端挤：主要用于矫正内外侧方（左右侧方）移位。操作时，术者一手固定骨折近端，另一手从侧方挤骨折远端靠向近端，迫使骨折复位。进行提按、端挤手法操作时手指用力要适当，方向要正确，部位要对准，着力点要稳固。术者手指与患者皮肤要紧密接触，通过皮下组织直接作用于骨折端，切忌在皮肤上来回摩擦，以免损伤皮肤。

（6）摇摆：主要用于横断、锯齿型骨折。经过上述整骨手法操作，一般骨折基本可以复位，但横断、锯齿型骨折断端间可能仍有间隙。为了使骨折端紧密接触，增加稳定性，术者可用两手固定骨折部，由助手在维持牵引下轻轻地左右或前后方向摆动骨折的远端，待骨折断端的骨擦音逐渐变小或消失，则骨折断端已紧密吻合。

需要指出的是，一定要把握复位标准。骨折断端发生移位后，应认真整复，力求一期复位和精准，也应根据患者年龄、职业及骨折部位的不同，再进一步放宽，以达到功能对位。最大限度要求在整复后无重叠移位，无旋转、成角畸形，受伤肢体与健侧肢体的长度相等，后期骨折愈后，功能可以得到恢复，不影响患者后续工作与生活质量。老年体弱患者，对骨折后期恢复要求相对较低，合并原发病又较多，只要关节活动不受影响，生活自理无困难，疗效亦算满意。儿童气血旺盛，纯阳之体，手法整复骨折时要求不能遗留旋转及成角畸形。

五、练功

练功，现代又称功能锻炼，是通过自身运动促进肢体功能恢复的一种方法。唐代蔺道人在《仙授理伤续断秘方》中提出，在骨折治疗过程中应重视伤肢固定后的功能锻炼，并把功能活动作为重要的一部分，曰："凡曲缚，如手腕、脚凹、手指之类，要转动，用药贴，将绢片包之。后时时运动，盖曲则得伸，得伸则不得屈，或屈或伸，时时为之方可。"练功疗法是贯彻"动静结合"（固定与活动相结合）治疗原则的重要手段，是治疗骨与关节损伤的一种重要方法，在损伤后遗症的治疗方法中占有重要的地位，对于骨病患者手术后的康复也有良好的作用。正确掌握练功疗法，可发挥患者的主观能动性，调动医、患两方面积极因素，而使患者迅速恢复。

黄乃聪先生强调，在练功时应思想集中，全神贯注，动作缓慢。练功过程中，骨折、筋伤患者可配合热敷、熏洗、涂搽外用药水、理疗等方法，还要顺应四时气候的变化，注意保暖。练功次数，一般每日2～3次。应注意严格掌握循序渐进的原则，防止加重损伤和出现偏差。练功时动作应逐渐增加，次数由少到多，动作幅度由小到大，锻炼时间由短到长。

六、外固定包扎

金华黄氏骨伤科的外固定包扎包括绷带包扎和夹缚固定。

1. 绷带包扎

绷带包扎伤口，目的是盖住伤口上的纱布和药膏，同时止血，保护患处。骨折经手法复位后，必须依形制器，妥善包扎，固定在合适位置，直至骨折愈合。关节脱位经手法复位后或肌腱损伤，外用中药罨敷患处，须用绷带包扎，有利于肌腱、肌肉、关节囊的修复，防止其再脱位和二次受伤。

绷带有不同规格，用于身体不同部位的包扎。纱布绷带是临床最常用的，用于手指、腕、肩、下肢部位包扎。高弹力绷带适用于关节部位损伤的包扎。

绷带包扎方法有环形包扎法（用绷带压着肢体环绕，每圈盖住前一圈包扎）、螺旋包扎法（用绷带先环形缠绕两圈，再斜向上缠绕，每圈盖住前圈三分之二，呈螺旋形）、螺旋反折法（先按环形包扎两圈，然后一手拇指按住绷带上面正中央，另一手将绷带按住向下反折，盖住前圈三分之二，绷带上缘变下，依次斜形向上缠绕）、8字形包扎法（先环形缠绕包扎两圈，然后从下向上成8字形缠绕，适用于肘、膝、踝等关节处）。在肢体活动时，特别是肩、膝关节部位，包扎太紧易影响肢体血运，包扎松又会很快滑落。黄氏骨伤科在多年临床应用中，总结了一套特有的包扎方法，以中心带作为支点固定，可防止绷带滑落。对于肩、肘、髋、膝关节等有一定活动度的部位，在包扎后既要松紧有度，又要牢固稳妥，使患肢感到舒适。具体操作如下。

包扎时先将绷带一头留出适量长度，放在患处最高点外侧，作为中心带，将绷带稍作倾斜绕两圈，根据包扎部位或上或下，或8字形缠绕，当绷带包扎基本覆盖患处时，将绷带放在预留的中心带上，将中心带从绷带下方往上将绷带缠绕打一个结后，绷带绕患肢一圈。按以上方法，每包一圈打一个结，打结间隔2～5厘米，以确保包扎肢体部位稳妥、牢固。

肩关节的外固定和包扎不难，但是要包扎牢固则不易。用套结法包扎固定肩关节非常牢固，方法：在包扎肩关节时先预留35厘米左右绷带，放在肩峰部，作为中心固定支持带。绷带先绕肩一圈后绕过健侧肩腋下，绕胸包扎时一定要留足胸部活动空隙度，防止卡住腋下。在环绕三圈后，可以在患侧绕肩绷带后方从下往上绕一个结，绷带再在肩峰中间支持带打一个结，第3个结打在肩前部位绕胸绷带上。这3个结可将肩部上端绷带牢牢固定，然后按序往下包扎，每绕一圈绷带就在中心支持带打一个结，这样包扎，绷带不会滑脱。最后绷带和中心支持带打结，完成包扎。

2. 夹缚固定

夹缚固定即夹板外固定。正确放置加压垫和夹板后，绷带必须绕过夹板上下两端，防止夹板从上钻出，或者从下端滑出，失去固定作用。同时要求：①包扎注意无菌操作，不要触碰伤口；②包扎动作要轻，避免增加患者疼痛和出血；③包扎动作要快，以免造成患者痛苦和伤口感染；④包扎部位要准确，不要漏包患处；⑤包扎要牢固，松紧适度，以免妨碍血液流通和压迫神经；⑥打结时不要打在伤口上方，以及身体背部、足底、腋下等部位。

此外，黄乃聪先生还十分重视预防伤损，认为在工作和行动时要注意安全，特别是生产方面，建议在每个生产环节中采取劳动保护机制，可以大大避免伤亡事故。他曾编有歌诀："伤在天庭穴正中，恐防并病破伤风，倘然风袭牙关闭，纵有灵丹不见功。"

第五章

临床经验

黄乃聪先生认为，伤科专治身体骨骼脱折及一切内外损伤，如骨骼、软组织、肌肉、肌腱、韧带、血管、内脏器官等均属伤科领域，它和内外科都有关系。他擅长治疗骨折、脱位、金疮、跌打损伤和破伤风、气性坏疽等疑难症，对骨折的诊断、整骨手法，深有心得，在治疗骨折中强调整体观念，内外并治，动静结合，使患者愈合快、功能恢复好。

黄乃聪先生认为，伤科疾病可简单分为两种类型，一种是不破皮伤，称为内伤或暗伤；一种是破皮伤，也叫外伤、创伤、明伤。按受伤的原因，伤科疾病可分为以下几类。①挫伤：由钝性外力猛触所致，如跌打、闪挫、捶、碰、挤、压等，多见于头、腹、身躯；②碾伤：被重物压伤、碾过或机轮滚过，多见于四肢；③震伤：从高坠下，头及内脏被震荡受伤；④创伤：由锐利的外力接触所致，包括刀枪、弹石火烫、咬刺伤；⑤骨折：由于跌仆弹压的暴力造成，包括单纯性、粉碎性、撕脱性骨折等；⑥脱臼：由外力扭拔、碰压、跌倒或急剧旋转及肌肉、韧带强烈收缩而成，包括下颌、脊柱、锁骨、肩胛骨、肩、肱、肘、股、膝、指、趾等关节脱位。

黄乃聪先生认为，损伤虽与以上因素有关，但损伤的发生有其一定的规律和内在因素，往往与伤者的职业、年龄、体质等有密切的关系。那种认为损伤单纯是外因引起的看法，是不正确的。但是必须肯定，凡是伤科疾病必有外力参与，唯轻重性质不同而已。现依据黄乃聪先生所编的《中医伤科学补充教材》中内容及当时撰写的论文，将其临床经验介绍如下。

第一节 骨 折

黄乃聪先生认为，骨折的病因分外因、内因两类。外因多为直接暴力，如打伤、压伤、枪伤、炸伤及撞击伤等。这类骨折发生在外来暴力直接作用的部位，多为横断骨折或粉碎性骨折，骨折处的软组织损伤较严重。若发生在前臂或小腿，两骨骨折部位多在同一平面；若为开放性骨折，则因打击物由外向内穿破皮肤，故感染率较高。还有复杂性骨折，骨折量多，或者伴有脱臼，或骨折端与外界分离相穿通。间接暴力，包括传达暴力、扭转暴力等，骨折发生在远离外来暴力作用的部位，多在骨质薄弱处造成斜形骨折或螺旋形骨折，骨折处的软组织损伤较轻。若发生在前臂或小腿，则两骨骨折的部位多不在同一平面。若为开放性骨折，则多因骨折断端由内向外穿破皮肤，故感染率较低。还有轻微骨折，即骨体仅有少量骨折，亦无脱位。伤损之疾患，虽由外因引起，但与内因有一定的关系。人体如同一个设计极其精微的机器（古人以"小天地"来比喻），体内器官的功能，如呼吸视听、纳容濡泽、筋络血脉、内脏神经、气机排出等一系列生理功能和自然维护功能及负荷力等，均有一定的限度和范围。暴烈性之外力作用于肢体，挫击力不大、冲压势小，被伤部位不是要害，负荷力相距不大，其伤症轻微和表浅；反之如冲压力大，挫击猛烈，超过了负荷力和抗御力，并伤及要害，则其肢体伤势沉重，症状危急。

发生骨折后出现的局部症状：①骨折之局部疼痛较为剧烈，受伤之初仅感麻木不仁，或无痛觉；②局部疼痛，骨折端变形错位类，肌肉筋络收缩，出现畸形；③局部肿势高，皮肤红灼热，患肢夹缚固定与安置不宁；

④瘀血郁结使块状物突压，或出现瘀血斑，或起黄水疱等；⑤功能丧失，患肢肤冷色暗，畸形或异常活动。

发生骨折后出现的全身情况：因伤势突如其来，多数患者心慌恐惧，出现心跳加快、神志不宁、少寐多梦、口渴恶心、口苦恶寒、烦躁等。颅底骨折可见颜面苍白、昏厥、唇赤、脉细快或濡细微弱、汗出肢冷、二便失禁。骨折危重已甚，则可见颜面苍白、寒热频作、恍惚性昏迷或痉挛昏厥、双目半张开、瞳孔散光。此外，还有痰气不利，口臭舌燥，苔粗糙或黄白腻，胃不思食或恶心欲吐，小便短赤，大渴大饮，大便秘结或干枯难解、解而不爽等。

凡骨折皮破、肌肉绽开有创口者，致感染破伤风杆菌引起烈性破伤风并发症，易致死亡等。若神经、血管、内脏出血，引起肢体瘫痪，或失血症、骨节筋枯型挛急症。若骨折伴脱臼，或压缩或骨嵌入，或肌肉嵌入骨折线内，引起内溃疡症。另外，骨折可引起营卫衰弱，肌肉枯萎，患侧肢体发育与健侧不平衡，形成骨折不愈合，甚至成为骨折不愈症（称为假关节）。

黄乃聪先生认为，骨体一被伤损，无论骨折或出血及其他伤损之疾患，首先应辨别征象和症状，力求准确诊断，采取急救和施治措施，争取骨折或出臼早期恢复原状，方有利于治疗和后期恢复。

黄乃聪先生在伤科内治法中提出：以四诊八纲为治疗依据，证分轻重表里，候分缓急疾徐，势别恍惚，掌握规律，辨证论治，灵活不拘。在治疗骨折中根据骨折的病理变化，提出"七上八落""三让四追"的疗法。所谓"七上八落""三让四追"，即在受伤前7天中，其肿势达到高峰，在此期间，诊查、矫纳、夹缚3次，采用宽松法，以利营卫气血之畅通条达；8天后瘀肿逐渐消退，趁消退时期，约诊查、敷药、夹敷4次，包扎宜稍紧。他非常重视骨折早期练功，认为练功能推动气血流通，加速祛瘀生新，促进骨折愈合，功能恢复。黄乃聪先生勇于创新，对陈旧性骨折、脱位予先熏洗摇荡患者关节，使粘连组织剥离，然后进行复位，治疗后均能达到功能恢复。

他曾编制骨折矫治口诀："周身之骨百数计，折骨之证不是稀。重死伤真虽难疑，医者怕的贼风泥。势险折锐犹可矫，创浅折微不求医，矫治之法正姿态，药助之法长新肌。"

一、头颅骨折

头颅是人的头等重要之部位，构造精致，内涵脑髓，为督脉经所注。凡一切功能所系，如感受、思考、视听、饥渴等，皆通过大脑的发挥，始能起一切功能和作用。头为诸阳之首，统帅全身。盖脑藏而不泻，盈而不溢，故称"奇恒之腑"。脑动而不震，震则神乱气越，神乱气越则险象恶症变化莫测，与生命之关系极重，不可言喻。

头颅骨折发生的原因，如从高坠跌及其他暴力压迫等所致，头颅发生骨折，往往导致脑震荡（亦称震脑）之颅脑内伤重候，病情危急，如果不能及时抢救，可导致功能残缺或死亡等一系列不可挽救的后果。若抢救及时，处理尽得其宜，慎加护理，大多数的危重险症可以转危为安，并能获得较满意的效果。

1. 头颅骨折重候分型

头颅骨折重候可分为以下几种情况。

（1）受伤险要重候：颅破骨裂，髓流或脑露，七窍不完整，或颅内出血。症见额冷，颜面苍白，双目半开或张闭不能自主，瞳神散光，不省人事，肢体软如绵，呼吸微浅，嘴唇收缩如同鱼嘴状，出而不收，二便失禁，脉象细弱。患者很快虚脱而死亡。

（2）顿形出现重候：昏厥片刻后转为恍惚性昏迷状态，七窍出血，口鼻内流黄液和血水，建议考虑颅底骨折裂。症见颜面苍白，唇红目赤，或双目上窜和直视，肢体痿软，甚至瘫痪或半瘫痪，或痰阻气促，口涌白沫，高热，狂妄谵语，脉象沉而有力。该型症急候重，亟须抢救，有挽回之望，但功能有残缺或有五官不完整之后遗症。

（3）头颅伤损候有"震脑"，昏迷状态，面色苍白，唇红，双目紧闭，瞳神不散光，呼吸急促，肢体敏感尚存，挺劲有力，亦能自持，口吐白沫，偶有狂妄，或语论反常，或面带笑容，或大声号痛，或大汗淋漓，大渴大饮，咬牙不宁，脉象弦数。

（4）头颅伤损有"震脑"之候，时而昏迷，时而清醒，视物模糊或乱出金花，头额肿痛，心神不宁，肢体忽而痿软，忽而挺劲有力，甚至手乱挥舞、足乱踩，热渐升高，大渴暴饮，嚼齿，或食进则吐，常见吐蛔，伴有血块或丝状鲜血。

对于头颅骨折导致的脑震荡，症状可互为转化，有时伤损"震脑"重候毕露，恶症悉添，伤势险猛，吉凶未卜。此时若能及时医治，处理得当，增强其抗病力，正气逐渐转旺，虽出现昏迷短者几分钟、长者五六天，但苏醒后能日益向愈。但亦有恰恰相反者，受伤当初，"震脑"之候较缓和，若不及时或不慎重医治，处理未得其宜，或不遵医嘱、护理不周，复因伤病之势不断向内侵袭，传变很大，而致正气渐衰，抗病力益感减弱，遂致不支，突然证变，出现昏厥，短者几分钟，长者可达五六天，亟须抢救，若处理得宜，大多数患者可转危为安。

2. 治法

治法须内服药物，以护脑镇静身心、芳香开窍、理气豁痰。基本方为天麻、白芷、防风、荆芥、麝香、当归、生白附、橘红、川芎、生白芍、桃仁、葱白须。方药口诀：头部天麻芷，荆防配合医，麝香当门子，梅冰亦可施，附橘当归红，桃仁芎芍葱。加减如下。

（1）症见头破骨裂，按序外敷药物包扎，保温躺卧，镇静，切忌搬移和妄动。察呼吸，辨七窍，望气色，看表情，问明受伤场地和处理经过，以及二便、舌脉等，综合症状判断患者正气之盛衰，预计病势之变化，慎加护理，防止昏厥，灵活地适度变更，如头高式躺卧或低头式躺卧等，以适其宜。

（2）头破七窍内出血，额、肢均冷，呼吸表浅，脉象细弱，或肢体软如绵，亟须芳香开窍，先以红参3～6克（或党参30克）、紫苏3克煎沸，参汤调麝香0.15～0.3克（若缺，可用冰片0.6～1.2克，亦效）和匀，徐徐灌服，同时针刺十宣穴（在手十指尖端，距指甲游离缘0.1寸），并扣拿子筋（肱骨内底侧）等神经敏感部位，另采用"醒苏烟"（细辛、薄荷、麝香壳、辛夷、蝉蜕、紫苏、全蝎、烟草各适量，装于旱烟管，以菜油点燃，如吸烟状吸满口，以皮管塞入患者口鼻或肛门内吹之）吹上窍（耳鼻）和下窍（肛门）。

（3）七窍出血，恍惚昏迷状态，口鼻内流有黄液或血水者，应考虑颅底骨折，以基本方酌加僵蚕、代赭石、三七、辛夷、苍耳子。

（4）头颅伤损候有"震脑"，昏迷状态，面色苍白，而唇红，双目闭紧，呼吸急促，口涌白沫，脉象沉弦，偶有语言反常，以基本方酌加生磁石、辰麦冬、白菊花、生远志、西牛黄、琥珀、川贝母。

（5）头颅伤损候有"震脑"，神志时而昏迷，时而苏醒，头额胀督，视物乱出金花，肢体挺劲但时而软绵，或高热，手足偶有挥舞乱踩，或呕吐不得吐，心神不安，以基本方酌加生牡蛎、生石决明、姜竹茹、姜半夏、制天南星、辰茯苓、琥珀、牛黄、沉香、橘红。

（6）头颅伤损有"震脑"恶症，呈昏迷状态，嘱咐患者家属，切不可随意搬动患者，建议卧床休息，重视护理，先给患者灌服麝香0.15～0.3

克（若缺，可用冰片0.6～1.2克，亦效），急煎人参或参须3～6克、黄芪15克、竹沥一匙灌服，待症状一经好转，神志清醒，即进服基本方。若颅伤初期，伤势缓和，症状不显，由于伤证逐渐转化与不断向内侵袭，正气不旺，抵抗力衰弱而体力不支，突然转证，出现昏厥，急以麝香或紫雪丹灌服，待症状一经好转，即进服基本方酌加人参、炙黄芪、佛手片、炒酸枣仁、茯神、全蝎、远志、石菖蒲、薄荷、蝉蜕。

【典型病例】

1. 患者，男，壮年。严冬雨雪连绵，于城墙割取杂草，因失足跌落城墙外而昏迷，别人抬送到家，片刻苏醒，既无力医治，又不重护理，复受风邪，第5天猝然发生昏厥，症状危急，语论反常，小便淋沥，震脑症状险恶，亟以麝香0.3克、红参3克、黄芪24克煎汤，徐徐灌服，又以"醒苏烟"吹上下窍。此法一直用至第4天，患者苏醒，开始解大便，再服天麻、白芷、防风、荆芥、麝香、当归、生白附、橘红、川芎、生白芍、桃仁、葱白须，水煎，3剂后渐愈，但听觉功能6个月才恢复。

2. 患者，女，6岁。随同其他儿童爬上石堆高处，不幸坠落，顿时昏厥，呼吸浅促，双目紧闭，颜面苍白而唇赤，间有手足乱舞，小便淋沥，脉沉而细，症势危急，亟以麝香0.15克、党参6克煎汤，徐徐灌服。此法一直用至第6天，患者开始翻身而苏醒，大哭，旋而解大便，夹有死蛔虫，再服天麻、白芷、防风、荆芥、麝香、当归、生白附、橘红、川芎、生白芍、桃仁、葱白须，水煎，3剂后渐愈，如同常人。

3. 患者，1962年4月13日初诊。患者于6天前被高处落石打伤右后侧头部，当时皮破出血约半碗，昏厥约1小时，呕吐1次，右侧手足不能动。就诊时患者右侧半身不遂，头痛头晕，胸闷气短，夜不能寐，精神萎靡，时有潮热，脉象浮细而数，治以镇心神、祛瘀止血。

处方：辰砂1.8克，西琥珀、紫丁香、参三七、石菖蒲各21克，化龙齿、甘菊花、冬桑叶、赤芍、丹参各9克，2剂。

二诊（4月16日）：症状减轻，尚有潮热眩晕，半身不遂，前额部头痛。

处方：石菖蒲、参三七各3克，荆芥穗6克，冬桑叶、甘菊花、连翘、豆蔻仁、茯神、丹参、赤芍、龙齿各9克，1剂。

三诊（4月17日）：夜间手背抽搐作痛。前方去参三七、荆芥，加天竺黄6克，2剂。

四诊（4月21日）：抽搐有所好转。

处方：荆芥穗3克，赤芍、牡丹皮各6克，桑叶、酸枣仁、茯神、柏子仁、丹参、当归、赤芍、白芍各9克，2剂。

五诊（4月23日）：精神渐振，神色好转，能安睡，胃口亦开，潮热退，已能短距离走动，唯右手不能举，尚有头痛眩晕。

处方：移山参、山萸肉、怀山药、酸枣仁、何首乌、女贞子、煅牡蛎、茯神、龙齿、甘菊花各9克，3剂。

六诊（4月28日）：上肢稍能活动，余症均灭，自感头晕，头、眉、臂疼痛。

处方：生黄芪30克，当归尾、赤芍、丹参各9克，川芎、桃仁各6克，红花3克，3剂。

七诊（5月9日）：右半身恢复活动，但是仍然软弱。前方加西党参9克，3剂，并调养。

4. 患者，男，50岁，1962年4月20日初诊。患者自楼上跌下，伤及后脑，当时曾昏迷10分钟，呕吐物中有血丝。就诊时头痛不止，头晕不能起坐，心神不安，夜不能寐，精神不振，言语无力，苔腻白，脉浮紧有力。

处方：琥珀、明天麻各3克，丹参、荆芥穗、石菖蒲各6克，化龙齿、茯神、酸枣仁各9克，辰砂6分，3剂。

二诊（4月24日）：精神稍振，已能站立行走。

处方：石菖蒲3克，川郁金3克，明天麻、黄精、升麻、细辛、荆芥穗各6克，甘菊花、冬桑叶、茯神、远志、柏子仁、龙齿各9克，酸枣仁12克，3剂。

三诊（4月27日）：尚有心悸头晕，余症均大减。

处方：人参6克，茯神、山茱萸、怀山药、甘菊花、远志、龙齿、牡蛎、何首乌、明天麻各9克，酸枣仁12克，川续断3克，5剂。

5. 患者，女，14岁，1965年5月11日初诊。患者于3天前中午，从桌上仰天跌下，右侧后头角跌伤肿痛，当时昏迷数分钟，呕吐多次，1天前呕吐8～9次。就诊时头闷头晕，坐立不安，精神恍惚，夜能安睡，下午潮热，舌苔薄白，脉紧浮。治以安镇心神、和胆止呕。

处方：西琥珀、石菖蒲、紫苏梗、淡豆豉各3克，化龙齿、冬桑叶各9克，姜汁竹茹6克，香粳米3克，紫丁香2.4克，辰砂1.8克，2剂。

二诊（5月13日）：呕吐止，能入睡，头晕已解，前额、眉部痛仍较明显，脉浮缓有力，苔色如常人。

处方：酸枣仁、茯神、远志、柏子仁、龙齿、甘菊花、冬桑叶各9克，3剂。

三诊（5月15日）：精神已振，头痛已差。

处方：针刺左攒竹穴，痛立止。明天麻、荆芥穗4.5克，石菖蒲6克，甘菊花、桑叶、酸枣仁各6克，茯神、柏子仁、甘草、远志、龙齿各9克，3剂。

二、脊柱骨折

脊柱为内脏的支柱和保护器，是负重、运动、吸收震荡和平衡肢体的主要结构。成人脊柱由24块椎骨、1块骶骨和1块尾骨及连结它们的韧带、关节、椎间盘装置构成。其中，颈椎7块、胸椎12块、腰椎5块，颈、胸、腰、尾椎的各个椎体分开，骶椎互相融合。正常脊柱有4个生理性弯曲弧，颈腰段向前突，胸骶段向后突。除第1、第2颈椎及骶尾椎外，脊椎的前面为椎体，后面由椎弓根、椎板、横突、上下关节突和棘突构成。椎弓根有切迹，上下椎弓根的切迹组成椎间孔，为脊髓神经通过之处。两侧椎弓根向后相互合并成为椎板和棘突，并与椎体的后壁共同构成椎孔。各椎孔连接构成椎管，内为脊髓。脊髓在第1腰椎下缘平面以上的椎管内，第2腰椎以下无脊髓，只有马尾神经。

周身营卫气血循行于全身肌肉内脏、四肢百骸。人身的神经组织也必须依靠营卫气血的濡泽，方有灵敏之感受功能。若跌仆、坠堕、碰撞、挤压、震挫，导致脊柱骨折或移位（脊柱骨折多由间接暴力所致，90%以上为屈曲型，伸直型极为少见），则神经受压或切断，失去条达和衔接，顿即失却知觉，出现瘫痪或半瘫痪。

脊柱骨折伴脊髓损伤，导致外伤性截瘫，属督脉损伤。督脉起于胞中，下出会阴，经脊柱正中，直上颈项至头顶，下达鼻柱到上唇系带处为止，和任脉相会。《难经·二十八难》曰："督脉者，起于下极之俞，并于脊里，上至风府，入属于脑。"督脉即通经、通经、督脉、脊髓神经，名异物同，实为一体。督脉能总督周身之阳经，手足三阳经的经脉都与督脉相交会。督脉损伤则气血阻滞，引起经络不通，出现肢体麻木不仁、不能活动，进而出现脏腑阴阳失调。如果损伤涉及足太阳膀胱经，可出现泌尿系统功能障碍；涉及手阳明大肠经，可出现大便功能障碍等。

1. 临床表现与诊断

脊柱骨折的疾患可分颈椎骨折、胸椎骨折和腰椎骨折，其中以胸腰段骨折为多见，属难治症之一。

（1）颈椎骨折（或移位）：因颈椎的小关节面排列接近水平面，故易脱位交锁，压迫脊髓神经后，导致颈项不能旋动和俯仰，吞咽不利，两肩及上肢失去知觉，或知觉迟钝，两小臂下垂，不能上举。脊髓有2个扩张部，一个在第3至第7颈椎之间，称颈膨大，上肢的运动和知觉中枢集中于此；另一个在第10胸椎至第1腰椎之间，称腰膨大，下肢的运动和知觉中枢及膀胱自主排尿中枢集中于此。大脑通过锥体束，在外围控制上肢脊髓中枢的神经纤维排列，在内侧控制下肢脊髓中枢的神经纤维排列。颈部脊髓受到外来压迫时，往往先影响上肢，而下肢仍能活动自如。但颈椎骨折脱位合并第1～4颈髓损伤，则表现为四肢瘫痪，又称高位截瘫。如果第1颈椎（寰椎）、第2颈椎（枢椎）发生骨折，造成脊髓损伤，则可能致命。

（2）胸椎骨折（或移位）：尤以第11、第12胸椎骨折多见，因从第2胸椎至第1、第2腰椎均位于人体的中心，是脊柱活动的焦点。但腰椎的小关节排列接近垂直，故不易脱位、交锁，骨折后易发生昏厥（休克）。胸椎骨折，脉络受损，气滞血瘀，影响脾胃气机，升降功能失常，清阳不升，浊阴不降，浊气上逆，常表现为恶心呕吐、腹胀纳呆、大便干燥难解，有的吐血便血；败血归肝，客于厥阴少阳之络，则乍寒乍热；骨折后脊柱失去支撑功能，不能站立行走；脊柱骨折多系屈曲型，故见骨折处后凸畸形；血瘀阻滞肌肤腠理，故患部肿胀；瘀热耗阴而现苔黄燥、大便干燥难解；脊柱骨折属里证，故脉沉；因其气滞血瘀，气血相搏，所以疼痛，脉细而弦；骨折后若伴脊髓神经损伤，则表现为下半身知觉迟钝、四肢软而无劲，或截瘫。

（3）腰椎骨折：以第1、第2腰椎骨折为多见。腰椎的小关节面排列接近前后方向，所以在发生脱位、交锁时易合并骨折。骨折合并脊髓神经损伤，临床表现早期为心腹胀痛，阵阵逆气上冲难忍，臀以下至两足知觉功能完全丧失，呈瘫痪或半瘫痪状态，但也有一侧下肢瘫痪，另一侧存在半知觉状态（较少见）；大便燥结不易解，或解而不知；小便滴漏状（称为铜壶滴漏）或癃闭。但臀以上（上半身）、神色、饮食、语言、知觉等如同常人，以上躯、下肢相较，判如两人。继而潮热不断发作，胃纳日减,精神萎靡,肌肉消瘦,津液枯涩,大便燥硬如马粪状,小便浑浊;骨突部如骶、股骨大粗隆、足跟、双膝内侧皮肤因受压产生坏死,发生褥疮而溃烂,大腿与小腿肌肉很快瘦削,两足枯萎,五趾呈爪状拘挛。

2. 治疗

在仔细检查、明确诊断的基础上,可采用内服、外敷、洗濯之综合性治疗方法,疗效显著。此外,还应按年龄之老幼、体质之强弱、病情变化,慎重加减药物剂量,随证灵活运用。同时配合足够的营养,补充能量所需,患者大都能顺利地转危为安,逐渐恢复健康。

(1)内服:以益气养血活血为主,滋阴生津、通利二便为佐,基本药物如当归、生白芍、川芎、生地黄、肉苁蓉、木瓜、桃仁、五加皮、川牛膝、巴戟天、槟榔、土鳖虫、地龙、乌药、补骨脂、琥珀、大茴香、小茴香、威灵仙、肉桂、麦冬、莱菔子、枸杞子、怀山药、炒橘核、玄参、红花、黄精、车前子、杜仲、生大黄等,以维持营卫流畅,保持肌肤润泽,不使枯萎,形体不损,正气不竭,则病证日益好转,臀股间不致发生褥疮或溃烂,渐渐感到痛痒,关节亦能伸屈。用药原则按骨折三期,结合临床兼证,灵活化裁。

损伤早期:局部肿胀,剧烈疼痛,饮食、二便自调,脉弦,苔薄,证属瘀血阻滞,治宜活血行气、消肿止痛,用膈下逐瘀汤;局部持续性疼痛,腹满胀痛,大便秘结,脉弦大有力,苔黄厚腻,证属血瘀气滞,阳明失降,脏腑气机不通,治宜攻下逐瘀、和胃通便,用桃核承气汤加减;若兼少腹胀痛,小便不利,脉沉弦,苔薄黄,证属瘀血阻滞,膀胱气化失调,治宜活血祛瘀,用膈下逐瘀汤合五苓散加减。

损伤中期:肿消痛减,但仍活动困难,脉弦缓,苔薄黄暗红,证属瘀血未尽,筋骨未复,治宜活血和营、续筋接骨,用活血祛瘀汤加减。

损伤晚期:腰酸腿软,四肢无力,活动后隐隐作痛,脉虚细,苔净质淡，证属肝肾俱虚，正气未复，治宜补肾壮阳、气血双补，用补肾壮阳汤或八珍汤加减。

随证加减：少腹胀硬疼痛、小溲不利者，重用川楝子、猪苓、泽泻、莱菔子、海金沙、宣木瓜、槟榔；大便燥结不解（如马粪状），重用生大黄（或地萱草）、玄明粉、枳实、番泻叶；单热无寒者，重用北沙参、麦冬、桔梗、细生地、黄精、石斛；恶寒阵热发汗者：重用生鳖甲、柴胡、青皮、黄精、原麦冬、朱茯苓；寒热较轻，而睡眠盗汗者，重用天麻、菖蒲、生牡蛎、煅龙骨、阿胶珠、焦白术、党参；若肌肤枯竭、足趾爪状挛缩者，重用宣木瓜、川牛膝、土鳖虫、细生地、地龙、乌梢蛇、生黄芪、生甘草、红枣。

（2）外敷：以温热辛窜之品热敷，起引导作用，以流畅气血，使下肢保持正常温度，疏理毛窍。药物采用川花椒、艾叶、生姜皮各12克，肉桂、生白附、吴茱萸各15克，大蒜1个，共捣烂，用头酒糟和匀，分为2包，包敷两足底心或踝部。干燥则用热酒湿润，频频敷之。

（3）洗濯法：以辛温宣通之剂煎水，趁温热洗濯臀部及两足，促进血液循环，消除气肿和足趾痉挛，并可免除下肢肌肉萎缩枯涩。洗濯药物用紫苏15克，香白芷、枳壳、姜皮、独活、艾叶各10克，萝卜1个，辣椒3个，煎水，趁温热洗濯两下肢。

（4）矫正法：适用于屈曲型脊柱骨折。为了使断椎（或移位之椎体）正直衔接，勿使其动荡游走，须卧硬板床（铺垫软褥单），腰椎过伸位，骨折部用糙米袋或沙袋衬垫（勿使脊髓神经再度损伤），使移位之骨折（或脱位之椎体）慢慢复位。在骨折后2周内，每2小时翻身1次，以防褥疮。

【典型病例】

1. 患者，男，37岁。扛抬煤筐（重150多千克），因桥板倒侧，不慎从五六尺高处坠落，被煤块压伤，当即昏迷，不省人事，立即送医院，经抢救苏醒。拍片提示第3腰椎骨折，从臀以下到两足完全失去知觉（瘫痪），小便癃闭，腹胀，脉沉，苔黄。治以益气养血、滋阴存津、通利二便。内服方以四物增液承气汤加减（第一方）：当归、何首乌、玄明粉、细生地各15克，大茴香、小茴香、栀子各9克，北沙参、原麦冬、槟榔、生大黄、泽泻各12克，川芎6克，水煎，加黄酒引。

同时配合外敷辛温之剂：肉桂15克，生白附、细辛各9克，生天南星12克，川花椒、生半夏、吴茱萸各12克，大蒜1个，生姜1块，辣椒3个，共捣匀，酒糟调和，分为两料，用纱布包好，交换敷于两足底心和足踝部，干则用老酒湿润之。

再配合洗濯之剂：紫苏15克，香白芷、枳壳、姜皮、独活、艾叶各9克，生萝卜1个，葱白头10个，煎水，每日午后趁温热洗臀部以下及两足。

二诊：进服上方3剂，配合外敷及洗濯两下肢后，患者不用导尿管，小便已能自解，大便在不知不觉中能自解出，纳差，微感恶寒阵热。治以原法，佐以和里、清寒热之剂，同时仍卧沙袋硬板床，外治法兼治。用当归身12克，白芍、橘核、盐水炒地龙、猪苓、枸杞子、生鳖甲各12克，柴胡5克，大茴香、小茴香、川芎、川楝子各10克，细生地15克。

三诊：服二诊方5剂，胃纳不振，腹胀，大便不解，臀部有蚁爬感，治以原方兼通便之剂，以利促进知觉恢复，用当归、枸杞子、何首乌各12克，川芎6克，细生地15克，黄精30克，琥珀3克，枳壳、怀山药、生大黄、桃仁、生白芍各10克。

四诊：服三诊方5剂并用外治法，患者腹胀减轻，不知不觉中排出大便，两臀知觉感进步，治以原方出入调理，用五加皮、赤芍、白芍、川牛膝、淫羊藿、枳壳、大茴香、小茴香各10克，当归尾、生杜仲、枸杞子、怀山药各12克，细生地10克，红花6克。

五诊：服四诊方7剂，知觉大有进步，臀部能知痛痒，两膝能屈伸，胃纳稍增，口鼻干燥，多梦，再以养血生津宁神为主，用当归身、怀山药、原麦冬、朱茯神、生牡蛎、煅龙骨、玄参、车前子各12克，生远志、生白芍各10克，黄精24克。

六诊：服五诊方7剂，两膝能屈伸挺直，知觉恢复，能辨别压、拉、针刺。治以原法出入，用炒白术、赤芍、白芍、川牛膝各24克，红花、土鳖虫各18克，生大黄、宣木瓜、五加皮、当归、何首乌、生杜仲、枸杞子、乌梢蛇、泽泻、党参、怀山药、淫羊藿各30克，琥珀、青皮各15克，肉桂12克，原麝香0.6克，共研细末，每天早晚各吞服10克，老酒、开水送服。

先后治疗3个月，患者能扶起练习行走，后回家休养，每天上午持拐杖练习走路，由慢步逐渐加快。7个月左右能参加轻便工作，10个月后恢复搬运工作。

2. 患者，男，40岁，1960年12月16日初诊。患者攀登柏树顶采摘柏子，失慎坠落，当即昏厥，口鼻大量出血。经社区医院诊断为腰椎骨折。医治了6天，症状日趋沉重，经济困难，经公社转送县公费补助，入本院医治。经检查为第1、第2腰椎骨折，大小便癃闭，合并两下肢全瘫痪，纳差，小腹部胀硬，逆气阵阵上冲，冲则疼痛不宁，症状沉重，脉细弱。治以养血、润便、增津为主，药用当归、细生地、生白芍、原麦冬、桃仁、乌药、枳实、大茴香、小茴香、木瓜、炒橘核、玄明粉、生大黄、贡沉香，同时下肢臀部配合洗濯方剂。

二诊（12月24日）：经进服2剂后，大便解，小便仍需导尿，小腹阵发疼痛不减。原方减去玄明粉、大黄，又服2剂。

三诊（12月26日）：症状略趋缓和，小便能滴漏状排解。法拟益血补肾为主，兼予透伤并治。药用生白芍、生白术、猪苓、乌药、酒延胡索、桃仁、川牛膝、桂枝、枳实、泽泻、木瓜、焦神曲、当归，加老酒引。

四诊（12月30日）：患者两下肢已有感觉功能，常感到有蚂蚁爬痒状，精神亦有起色，唯小便仍然呈滴漏状。治以原法出入，药用当归、生白芍、生白术、猪苓、木通、炒橘核、乌药、桃仁、生莱菔子、酒大腹皮、川楝子、防己、熟大黄、细生地，加老酒引。

五诊（次年1月7日）：内外综合医治以来，症状逐日好转，纳增，便润，小便勉强能排解，两下肢知觉功能恢复顺利，已勉力能自动伸屈。循原法增减治理，药用生白芍、生白术、车前草、泽泻、猪苓、防己、生薏苡仁、炒橘核、酒延胡索、酒大腹皮、生地黄、熟地黄、生莱菔子、当归、潞党参，加老酒引。

六诊（1月10日）：二便通利，阵痛消失，纳增，形神具有起色，唯两足踝肌肤尚有萎缩和拘挛。治拟原方增减，重用乌梢蛇、党参炼制为末，用老酒送服。1个半月后顺利出院休养。

附洗濯药方：紫苏9克，白芷9克，枳壳9克，姜衣9克，独活6克，艾叶9克，萝卜1个，辣椒3个，葱白2个，煮开，趁温热洗濯两下肢。

三、肋骨骨折

肋骨骨折是常见的损伤，人的肋骨有12对，左右对生，前端连接胸骨，后端连接胸椎，形成胸廓，以保卫内脏。如果第1～7肋骨骨折，其内脏在轻重不同的影响下，便呈现痛楚状。若第7～12肋骨骨折，其征象有所不同，轻型的损伤对内脏影响不大，痛苦可忍，于坐卧妥适，则谈笑饮食如同常人。察其骨折处，皮肤表面不红不肿，软组织内瘀隐痛，郁而不露，但屈伸或动弹咳呛时，则折损点内有刺痛，顿感难受。骨折易被忽视或误诊，尤在腰肋之间，肌肉较为丰厚，兼之肋骨较短，如果没有认真灵活地运用摸诊经验，手法不熟练，往往得不出正确的诊断，以致施治的差错。

检查肋骨骨折的手法有下列两种：一种是衍泽法，亦称浅出法、远穴法；另一种是收缩法，亦称深入法、近穴法。如果第7～12肋骨有骨折可疑者，先由痛穴点向四边摸触，视其有没有疼痛情况，在缓和状态时，刹那间迅即转掉方向，以收缩法由四边往痛穴点摸触按压，突现痛苦形状并感有轻微低语，或隐约骨摩擦音，则可诊断出肋骨骨折，或裂，或断，或碎，以资随证施治。

四、尺桡骨骨折

骨折伤损之疾患，以尺桡骨骨折为最常见。黄乃聪先生根据业师姜少庭所创的技术，在临证中总结经验，如对桡尺骨下端骨折采用"闭背不闭掌"的固定法则，取得较好的疗效。

1. 诊断

诊断桡尺骨骨折之要点，首以望诊观察患臂之畸形曲折、问诊询病因与经过，以摸切诊找摸压痛的骨折点或线，运用上述诊查方法，即使骨折端没有畸形或畸形不甚者，也不会误诊，有条件者透视或摄片帮助诊断更为准确。以桡尺骨下端骨折为例，一般会表现以下四点：①从侧面看，如同餐叉式畸形，断骨的下面倾向背侧位，断骨之上面向掌侧突出，但不甚明显；②从正面看，颇似步枪刺刀式的畸形，其腕部宽阔，手向桡侧倾斜，于尺骨下端突出；③与健侧手对比，桡骨茎突上的尺骨茎突位相同，甚至高过的畸形；④鉴别特征，桡骨下端骨折，一般典型者易于诊查，但亦有畸形不典型且合并腕骨骨裂折者。

2. 治疗

首先要柔筋理肌，单人或配合助手操作，施行正骨手法，震颤牵引拔伸，力争断骨端衔接条达完整，再贴敷损伤药物。

（1）矫治手法：①尺桡骨上端骨折的弯曲变形者，让患者正坐，一助手捏住手腕，另一助手捏住上臂，相对拔伸，医者以手法理顺按捺，循势使断骨平正衔接。渐即曲肘，把前臂置于胸前，由患者健手托住患肢，以便罨药固定。②尺桡骨骨折伸直变形者，让患者正坐，一助手握住肱骨下端靠近肘关节间，另一助手握住腕部，相对拔伸（保持肘关节屈曲位），待骨体移动，医者趁势捺之使其完整（如果合并脱臼，首先整复脱臼，再矫其断骨）。③鹰嘴突骨折（尺骨上端粗大的骨体破折裂）者，患者正坐，助手托住患肢，把肘关节逐渐拉直，掌心向前，医者先用理筋手法，使受损局部的筋腱松弛柔和，再以拇指与食指按捺肘尖，循势屈曲肘关节，使骨折处缝隙吻合安贴，务求矫纳完整无缺，置药夹缚固定。

对于某些患者，一次未能达到矫正的要求，或某些患者不宜一次矫正完全者，可以再次甚至多次施行矫治法。矫治后用小夹板3～4块，针对其断折端以"闭背不闭掌"的原则固定，然后以大夹板作为外层固定，既控制了腕部的掌屈，又保证活动，并提供了早期练功条件，符合"静中求动，动中求静"的理念。除鹰嘴突骨折采用伸直固定外，为了防止关节功能障碍，无论哪一处骨折，均当用绑带悬挂，但必须注意悬挂的屈曲位置，适当收放。例如，尺桡骨上端骨折，用90°的屈曲位置最适宜，但在治疗初期、后期，悬挂角度有所差别。当整复夹缚后，屈肘固定以45°为准则，即手掌靠贴胸前，小指应在乳头之上。第一次收放，整复夹缚后3～5天，把肘关节的屈度放低一些，以虎口向乳头为度（拇指与食指相连的部位对准乳头）。第二次收放，在7～8天，把肘关节放下到120°的角度。第三次收放，待瘀肿消退大半，在10天左右，可把肘关节放低到接近伸直的角度。第四次收放，即半个月左右，由直转曲，即由120°收曲为90°，再间隔3～5天，收缩至45°，以后视情况固定在90°左右。夹缚固定，必须顺应患者的年龄、体质和伤势之轻重久暂、瘀肿的消退疾徐等，勿使直接影响气血的通塞，严密观察其断骨端的游走滑脱，以免发生不良后果。

（2）夹缚法：早期应采取宽松夹缚法，以不松落为度。待断骨端开始长新、瘀肿逐步消退，是为晚期，可采取紧迫夹缚法，以患肢不感到麻木胀痛为度。可以随其断折和肿胀程度，采取加减夹板并观察垫物塞托压挤等方向，灵活地调解松紧度，逐步除去掌侧和尺侧的小夹板。敷药可用骨折万应膏，但换药不宜过勤或不换。视其断骨愈合长新之速度，逐步去除背侧小夹板，最后解去大夹板，活动度可随之增大。如此既可维护固定，又方便早期活动，对恢复功能更有利。

（3）内服中药：以祛瘀理气基本方为主（当归尾、赤芍、白芍、桃仁、红花各6～12克，桔梗、五加皮各9～18克，广陈皮、秦艽各3～9克，土鳖虫、生甘草各3～6克），按照分期加减用药。骨折初期，气滞血瘀，势所必然，故用药首先祛其瘀血、散其滞气，以利宣通筋络。除伤久或体质羸弱及孕妇外，一般伤患都属实证，以攻为主。如果有贼风侵袭，兼散其风；有因伤受湿者，必先理其湿。过了瘀滞高肿期，疼痛基本消失，要攻补兼施，调养气血为主。治疗后期，以益气血、补肝肾为主，还须配合饮食营养。

此外，还需辨别病情，适当加用药物：①脉象沉实有力、舌燥、频发寒热者，加沙参、麦冬、玄参、生地黄、鳖甲、柴胡、枳壳、大黄等；②颜面苍白、疼痛剧烈、间有昏迷甚至不省人事者，酌加麝香0.09～0.3克吞服；③失血过多、脉见浮弱者，酌加党参或人参2.4～12克，紫苏梗、田三七各3克；④食欲缺乏、大便秘结、口臭痞满、脉实有力者，重用大黄、枳壳、玄明粉等；⑤色枯液燥、神志不宁、筋络拘急、寝而不寐者，酌加辰麦冬、北沙参、生地黄、茯神、远志、地骨皮、木瓜、橘红、橘络、田三七、琥珀等。

3. 练功

一般桡骨下端骨折或腕骨骨折患者，随证施治，内服、外敷药物，促使气血运行和化瘀生新，有利于断骨之长新愈合；可配合早期结合练功，促进恢复功能；夹缚固定，尽可能固定其一端，即"闭背不闭掌"。早期练功应"静中求动"，进入后期可动静结合，唯午后宜静止。腕臂关节，加强旋持及周围活动幅度，逐渐增大，以不痛为原则。待拆除夹板之际，用柔展筋腱、润泽肌膏之剂洗濯，药用辛凉或辛温之品，视柔展进度，逐步加强活动旋转之幅度。

五、体虚灼热型之骨折

1. 病因病机

某些妇女（男性少见）少同常人，虽龄值精壮而体质"实中带虚"或"虚中有实"，推求其因，与其秉性偏执、情绪不宁等因不无关系，渐而致精神不爽，腰脊痛楚，肢体疲乏，倦怠嗜睡，夜则反常，如子时到寅时（后半夜至拂晓前）醒而不寐，寅时至卯时（拂晓后）则因疲倦而沉迷嗜睡。这种情况都因胸廓狭窄，思绪不畅，性情孤单，沉默寡言，不善与人相处和接待事物，做事稍有不适则疑虑不解，思前想后，既不与人诉释，又不暴露与言宣，感到苦闷不堪，处境恶劣，杂念纠缠于脑海中盘桓干扰不已，终不得其解而至悲观失望。如此，可导致肝气受郁，则肝失疏利条达而郁结，再而传于脾，又影响脾胃之气不和，从而功能生克之功能不济，则精津营血不够充旺，不能盈濡周身。间有阴分先受耗损，因而阴阳不得其平衡，乃至阴液枯竭，精气亦衰。迁延日久，躯体就会有衰弱征象，则构成终日烘烘不清之灼热型矣。

人与人之相处，或接纳事物，是不可避免的。然对待事物和人情之往还，首要适应事物之环境和客观规律去对待之，谅己亦谅人，如是既利己又利人，应需全面考虑问题和事物方克有济。

若履涉冰河，寒冷之邪侵入，刺之入骨，其人就会缩首歇脚，畏冷不前。又如，急剧奔跑，或因用力紧张，肢体衰竭之际，体温增加，其人就会仰首攘臂、张口喘息、宽衣松衿等，来缓解肢体之疲乏及放散体温。这都是适应环境、保身护体之功能是也。

本证型的患者，由于性情之固执，拘泥事物，遇到不遂就会抵触，不从事理之客观规律着眼，仅逞一己之所欲，推测甚至猜疑，失去适应与衡量的正确观点，故在懊悔、苦闷埋怨、愤怒忧郁等一系列情绪影响下而致心灰意懒、精神萎靡，构成体质虚弱之疾病。既已形成虚弱症，复遭股骨或胫腓骨骨折或出血等疾患（上肢骨折就较单纯），其局部之皮肉、筋骨、脏器、血管、神经等均有不同的伤损，顿觉痛苦，更致阴分损耗，津枯液燥，致干燥症的病变，呈现断折部的灼热阵痛难忍，可列为虚中有实或实中夹虚之证。察其征象，形容憔悴，恶寒发热，或寒热夹杂不清，午前面色黄、神乏、脉细或沉，午后面容大都转为潮红、脉转弦，苔燥或绛，纳呆口臭，大便硬或秘，小便短，思想郁结苦闷，内则阵痛，表皮灼热不舒。阴分益耗，气血俱热等病理变化频发。动念纷乱，急于求痊不遂，精液耗损，更觉疲乏，引起生活习性反常，如白天沉困，嗜睡多梦，深夜则寝不成寐，加之好思幻想，均使阴液得不到滋养，故断骨之长新愈合很受影响。在治疗上，宜积极运用药物与食物配合精神治疗，才能达到较好的治疗效果。

2. 治疗

该病性属干燥虚热，故称为"体虚灼热型之骨折"。脉势缓，消退慢，骨折凹陷处的表皮现紫青色，摸触无甚痛楚；骨断凸戳处的表皮灼热不舒，摸触则痛而拒按，午后阵发灼热。除矫正固定外，治疗可分为早、中、晚三个过程。早期采用疏肝利气、养肺滋阴、荣血舒筋活络之法；中期可行气益血、养肺生津、化瘀去肿，以攻为主；晚期以养肝益肺补肾为主，以利长新，促使骨折早日愈合，濡泽筋节软化等。

内服基本方：柴胡2.4～9克，鳖甲9～24克，生牡蛎12～30克，北沙参6～15克，佛手片、红花各3～9克，当归、麦冬、炒白术各6～18克，青皮6～21克，细生地12～30克。

方中柴胡、鳖甲、青皮功主疏肝理气、清寒热、利气和中为君，细生地、麦冬、北沙参养肺清热滋阴为臣，佛手片、红花、当归化瘀肿镇痛为佐，炒白术、生牡蛎功助镇静潜阳、调和脾胃为使。

随证加减：①终日眩晕，目眩乱出金花，烘烘不清，形容憔悴，寝不成寐，患肢灼热，苦闷不宁，脉涩，苔燥，纳呆口臭，便结，须养肝清肺之品，酌加天麻、石决明、鲜石斛、白菊花、连翘、川贝母。②由于体质素虚，引动整体，致肝脾血濡不旺，恶寒发热，面色萎黄，下午颧颊潮红，脉弦，苔薄或绛，重投滋阴生津之品，除去柴胡、青皮、牡蛎，酌加女贞子、墨旱莲、生白芍、地骨皮、玄参、川贝母、连翘、桔梗、川石斛、乌梅。③症状好转，情绪稳定，感受某些刺激，思想不定或悲恐，蕴热郁结不化，午后潮热频发，脉弦苔薄，治宜疏肝和里泻肺，重用柴胡、鳖甲，酌加川郁金、紫菀、代代花、玫瑰花、桔梗、地骨皮、生谷芽、猪苓、泽泻等。④症状好转，情绪尚稳定，脉、苔已趋正常，瘀肿软化，灼热消除，除去柴胡、青皮、鳖甲、牡蛎，酌加川牛膝、木瓜、枳壳、延胡索、大黄、防己、生薏苡仁、川芎、土鳖虫、川续断、肉苁蓉、枸杞子等。⑤症状日益向愈，纳增，大便正常，午后间有嗳气，卧则不舒，患肢安放不适，除去柴胡、青皮，酌加川厚朴、橘红、橘络、生白附子、枳壳、沉香、桔梗、香附、乌药等。

每个疗程，除内服外治药物外，还须配合饮食调养。早期（1～10

天），配食甲鱼1～1.5千克，早饭宜早，中饭须饱，晚饭宜少，每天以红枣、薏苡仁、蜜糖（或白糖），炖透，当点心进食。中期（10～20天），配食老鸭一只，或猪心肺一副，根据患者胃口佐餐，另以百合30克、红枣150克、薏苡仁60克，加白糖炖熟，当点心进食。晚期停服煎剂，改服整体治疗之品，配置成方（当归、赤芍、白芍、川芎、生地黄、潞党参、茯苓、白术、甘草、杏仁、红花、苏木、白芷、秦艽、香附、青皮、枳壳、乌药、紫苏、代代花、玫瑰花、柴胡、鳖甲、橘红、橘络、砂仁、豆蔻、酸枣仁、石斛、姜皮、钩藤、牡蛎、决明子、菊花、墨旱莲、女贞子、连翘、紫菀、北沙参、玄参、麦冬、桔梗、川贝母、百合、牡丹皮、蝉蜕、天麻、前胡、神曲、谷芽、鸡内金、五加皮、川牛膝、宣木瓜、怀山药、川续断、杜仲、防己、薏苡仁），研为细末（或水泛为丸），每天早晚饭前吞服末（或丸）6～12克，用水或细米汤送服，连服1～2个月。早期配合猪脑髓蒸鸭蛋、鸡蛋亦佳，佐餐，多吃不拘。同时以炒糯米粉、炒芝麻拌蜜糖，或白糖当点心进服。

【典型病例】

患者，女，32岁，1960年10月9日初诊。5天前到塘沿洗刷竹箩，跌伤，疼痛剧烈难当，抬送医院。曾拍片诊断为右胫腓骨骨折，嘱住院医治，因思家，未住院。诊查：右踝稍上方胫骨破裂性骨折，错位较大。内侧凸截面灼热瘀肿，痛而拒按，面色萎黄，寒热夹杂，烘烘不清，脉沉苔薄，口臭便秘，目眩乱出金花，有午夜寝而不寐等症状，系属较为典型的体虚灼热型骨折。嘱其住院，患者要求门诊，遂予外治法固定，治以疏肝和里、清肺养阴兼益血舒筋。

处方：当归12克，生白芍9克，柴胡6克，鳖甲15克，青皮12克，麦冬15克，女贞子9克，墨旱莲6克，天麻4.5克，生远志9克，桃仁9克，加核桃肉2枚，蜜糖90克，嘱配食甲鱼，调适口味佐餐。

二诊（10月16日）：首方服3剂，灼热痛楚顿减，睡眠亦好些，脉弦，颧颊带红。因其思想沉闷，乃问其嫂。知其亡夫后，去年改嫁，因与其前妻儿女相处不睦，故而回乡。跌断腿骨后，其夫来看她，她认为是不怀好意，故而苦闷。乃从旁进言，骨已断，欲速愈只有集中精力安心治疗，忍耐暂时是唯一的方法，琐事丢开，于身体、养病均有裨益。仍宗原方出入。

处方：当归9克，生白芍9克，细生地12克，玫瑰花2.4克，鲜石斛12克，连翘9克，宣木瓜9克，桃仁、杏仁各9克，佛手片4.5克，川牛膝6克，防己9克，五加皮9克，加红枣3枚，蜜12克。

其夫专来询问病情，乃将病情及其心情告知，其夫表示将一儿一女送回原籍，一片诚意迎她返城治疗。随加动议，说该患者如住于城内，可上门医治，不仅节约人力和负担，并能避免断骨震荡走形之弊，影响今后完整。

三诊（10月21日）：患者已返回城内居住，由其夫陪同诊治。情绪安定，饮食、睡眠好转，精神振爽，如同常人状态。治主活血祛瘀为主，兼于养阴。

处方：当归12克，赤芍9克，桃仁12克，红花6克，生大黄7.5克，川牛膝9克，枳壳9克，防己9克，生薏苡仁21克，桔梗12克，北沙参12克，加红枣3枚，老酒引。并嘱宰食老鸭一只，每天糯米粥炒芝麻，当点心进食。

四诊（10月26日）：灼热臃肿消退，神色正常不变，循原方增删。

处方：当归12克，川芎4.5克，细生地9克，炒白术9克，桔梗12克，桃仁6克，红花4.5克，肉苁蓉9克，杜仲12克，生甘草6克，三七3克（另吞），加红枣3枚，蜜糖50克，并嘱炒糯米粉、炒芝麻拌蜜糖（或白糖），当点心进食。

五诊（11月2日）：症状向愈，日益巩固，如同常人。断骨开始长新，改贴接骨万应膏（薄帖），采取紧迫固定法，以养血补肾、生津运脾，促进骨折之长新，以利愈合。

处方：当归、赤芍、白芍、潞党参、炒白术、肉苁蓉各9克，川石斛、北沙参、制香附各12克，桃仁、红花、生甘草各4.5克，自然铜12克，加红枣3枚，老酒引。

六诊（11月7日）：右段胫腓骨愈合稳固，嘱五诊方再服3剂，以养血舒筋通络、补肾壮骨。另配制成方，炼制为末，每天早晚饭后各吞服9克，连服一个半月。

处方：当归、赤芍、白芍各15克，川芎、土鳖虫各9克，潞党参、茯苓、白术各12克，甘草、红花、瓜蒌皮、秦艽各9克，延胡索、制香附、焦神曲、鸡内金各12克，紫菀、肉苁蓉、怀山药、川续断、杜仲、乌药、川牛膝、五加皮、牡丹皮各15克，三七6克，共研细末。

同时配合饮食，每天猪脑髓蒸鸭蛋佐餐，多吃常吃不拘。至外固定之夹板（或硬纸片）除去，每天下午以温通辛散之剂（艾叶、薄荷、防风、桃仁各4.5克，紫苏、枳壳各9克，生白附3克，加葱白7个），煮沸，趁热洗濯患股、膝、踝等关节部分。寒冷天加辣椒3个，萝卜1个。

通过上述治疗，60天后患者自己能持杖步履来院门诊，断骨完整，效果满意。

第二节　脱　　臼

由于跌仆闪挫坠落或暴力之弹力，或急剧旋转或投掷，使肌肉强烈收缩或撕裂，而肢体关节失去了正常负荷力与抵抗力，迫使位置滑脱，如下颌、肩、肘、腕、掌指、髋、膝、踝、跖趾等骨的连接部位，引起脱臼（又称脱位、出臼），有些不活动的骨节亦会发生这种情况。脱臼有全脱臼和半脱臼之别。关节之凸向部分全部滑脱称全脱臼，滑出一部分统称为半脱臼。脱臼局部症状有局部疼痛剧烈难忍或隐痛不休，功能障碍或丧失，或关节异常活动，关节位置变形或缩短，或较健侧肢体为长，在畸形时的缺陷面可以触摸到方平凹陷形状，凸边面可以摸到滑脱的凸面头。

脱臼合并症有以下几种：①肌肉关节撕裂，或骨折骨裂劈断碎乱；②血管、神经被压迫，甚至神经被损坏，患肢或躯体呈瘫痪状态，或有麻酸感，知觉功能障碍，伴有瘫痪等；③因有创口被感染，引起溃疡甚至破伤风等。

各关节脱臼情况：肘关节脱位，常见于桡骨头错位，鹅鼻臼（鹰嘴）脱位；腕关节脱位，有内外上下之别，向内下脱位较多见；指与掌关节脱位者，以大小指节脱位为多见；头、胸、腰椎脱位，以前后侧脱位常见；肩锁关节脱位，前向脱位最为多见；胸锁关节脱向前或向里陷脱，但仍以向前多见；胸椎关节脱位，多见引起半瘫痪，或下肢知觉功能不敏，麻木感；腰椎关节向前错位，或压缩性骨折较常见错位向前，健侧为下肢瘫痪或半瘫痪，大小便癃闭；骶关节错位，向后脱位最为多见；髋关节脱位，分为内、外、上、下，下后脱位较为多见；膝关节脱位，内外侧常见，全脱臼者极少见；踝跗间关节脱位，半脱臼和外脱臼为多见；跖趾间关节脱位，常见于五跖趾或距骨部。

上述脱臼伤损之疾患，无论骨折与否，出臼勿忘骨折，类型简单分为两类，破皮出臼与不破皮出臼。治疗首先要注意骨裂伤。以肘关节脱位为例。肘位伸直形者，视肱骨髁与鹅鼻三角形呈现在同一水平位，则脱臼。纳入臼位，屈曲肘位，则三角形如同品字形状，证实其纳入完整。

第三节 创伤及并发症

创伤是损伤的一个重要部分，一般都可发现创口出血，伤处疼痛，或兼有骨折等，严重者可伴有晕厥，或者发生创口化脓腐烂。

一、创伤处理

当创伤发现出血、皮肉破裂、化脓等情况时,应作以下处理。

(1)止血:①结扎。出血以结扎为可靠。在创面或切开面用纱布将血蘸吸干时,将纱布拿开,发现出血点,立刻用止血钳夹住,将出血点血管头夹牢,然后用丝线在止血处结扎,线可以缝入一针,以防脱落。②压迫。适用于微浅伤渗透出血,稍敷上七龙散,然后盖上纱布包扎好,10分钟左右可以达到止血的目的。③药物凝固法。用麻油涂过创面,周围做好消毒,清洁完毕,敷上足量七龙散或止血剂,再加盖纱布保护,稍加包扎(宽松),即达到止血的要求。

(2)创伤处皮层可合拢完整者,肌肉破裂而未模糊者,尽量先清洁好创口,把肌肉整理条达完整,敷上七龙散,然后将表层缝合,再盖上纱布,每天更换1次。更换时先涂麻油,以利于剥离(防止剥伤),发挥止痛长新作用。

(3)污染化脓时,须采取切除手术,原则上要引流畅通,修除腐败肌肉,以便容易探测和敷药,排除污染败血分泌物,还须使创口尽量暴露或轮番暴露,敷上冰片以利生长,亦能减少腐烂和发臭。

(4)换药:解开包扎,拭去分泌液,去除败血污物和残药时,要尽量减少损伤组织,以免再度出血。切忌挤压、转动。若不易剥离,可先蘸麻油润湿后再予更换。

【典型病例】

患者,男,55岁。外伤致反复昏厥5日。症见神志昏沉,背腹间阵痛难忍,高热、鼻煽,小便短少,大便干结。诊断为外伤(气滞血瘀)。

处方：当归12克，桃仁12克，橘红10克，桔梗9克，郁金9克，莱菔子9克，酒延胡索9克，乌药9克，威灵仙9克，枳壳9克，大黄6克，白芍6克，沉香3克。研末冲服。

按语：此案为血瘀发热之证，患者外伤导致离经之血形成瘀血，郁久化热，发为诸症。治宜活血化瘀、行气止痛。方中当归、桃仁活血化瘀，大黄使瘀血从下而走；郁金、莱菔子、枳壳、沉香行气止痛；威灵仙擅除痹痛，酒延胡索止痛力强；痰瘀同源，用橘红、桔梗化痰以祛瘀。

二、并发症

创伤的并发症有很多，但以破伤风、气性坏疽最为险恶和难治，现分述如下。

（一）破伤风

1. 病因

营卫气血输布循行于内脏和经络、肌肤，有保护皮肤健康的作用，故对外界污物病毒有自然防御功能。一有创伤，则破伤风杆菌乘隙而入，循血行侵害肝而至脑（神经系统），随即发作破伤风。概括可分三种类型。

（1）内破伤风：创口初愈，不认真医治，或医者不注意防治并举，嘱咐不周，听任自便，患者在倦怠不适时感受风邪，复引起邪毒袭入经络，致有发热、头项酸硬等现象。

（2）外破伤风：创口未愈，换敷药物不勤，或创口处理不注意消毒清洁，或包敷过于密封不透，使热灼蒸腐，脓液转为稀薄或发奇臭，或被邪风侵袭，猝然内陷，脓液向内侵入肌表，骤然干燥，破伤风初期毕露。

（3）介于内外破伤风之间：创伤平愈，内证消失，如同常人，有时微感畏寒，已隔二三个月之久，偶尔深夜受风邪，或着雨淋湿，或操劳过度，突然出现牙关紧闭等症。此类较少见。

黄乃聪先生自编口诀云："伤在天庭穴正中，恐防有病破伤风，偶然风袭牙关紧，纵有灵丹不见功。"可见破伤风属于严重的险症，一有征兆，急需及时抢救。

2. 症状

初有恶寒发热（也有单热），胸闷，颈项酸硬不舒，旋即牙关紧闭，四肢瘛疭，角弓反张，阵发性抽搐，头汗淋漓，脸似笑似哭，面垢，口吐腐涎，痰声阻塞，呼吸困难而声重，惊恐，也有谵语，腹胀硬如鼓，气逆上冲，脉滑极数，危证显露。

3. 治疗

全面诊断，细心观察，综合治疗，可配合注射冬眠疗法及鼻饲等。诊断须果决，医治要快速，用药要针对，剂量应充足，药性宜峻猛，如快刀斩乱麻，不能迟疑不决，更不可试探。应辨明证属，衡其体质之强弱，年龄之老幼，慎重加减剂量，随证灵活运用亦不是固定不变。治法以祛风疏络、大表大透，使头汗淋漓及五心汗湿为度。佐以开窍息风、豁痰利气、益血增津。一方面疏泄为主，另一方面佐以益血滋阴。一增其利，一除其害，不至枯涩，则形体不损，正气不竭，病毒自弱，证渐由重转轻，自深化浅。在转报过程中，紧密诊察病因，用药得当，虽命危在顷刻，亦有望挽救。

基本方：当归、生地黄各15克，辰麦冬、双钩藤、玄参各12克，生麻黄、天麻、全蝎、蜈蚣各9克，生白附子3克，蝉蜕24克，制天南星、防风各6克，僵蚕20克，细辛2.4克，加羚羊角（代）、犀角屑（代）各2.4克。

随证加减：①腹胀硬、逆气上冲、大便不解者，加用生莱菔子、大黄各12克，川郁金9～12克，三棱、莪术各6～9克；②颈项强直、角弓反张、牙关紧闭，并有惊厥者，加祛风药，如生麻黄、全蝎、蜈蚣、蝉蜕等，剂量用足，不要减少；③发痉紧张、有增无减者，要用足量生地黄、麦冬、僵蚕、蝉蜕、黄精等；④大汗淋漓不止、胸闷惊悸、昏迷谵语者，加菖蒲、天麻、钩藤、牡蛎、龙骨、肉桂等，再加麝香0.12～0.2克。

用药要诀：

攻克危证破伤风，首赖猛剂一齐冲。

羚羊犀角都开用，还须静室避贼风。

珍贵药品应搏击，好将技术来改革。

三钱蜈蚣八钱蜕，七钱僵蚕三钱蝎。

防风白附制南星，麻黄细辛加葱白。

归地天麻与钩藤，辰冬玄参存津液。

营卫气血经络泄，头汗淋漓五心彻。

君臣佐使五两七，风去牙松痉宽秘。

4. 预后

在晚期向愈时，病毒消除，身痛体倦，吃饭及大小便后微出汗者，预后良好，尚须服益气养血、理脾宁心之药，以善其后。药如党参、黄芪、焦白术、当归、炒白芍、茯神、远志、甘草、鸡内金、乌梢蛇等，量情酌用，俾早日恢复健康。

【典型病例】

1. 患者，男，40岁。左胫前原有烂脚瘢，最近碰破后感染，2天前突然发热，吞咽困难，牙关紧闭，勉强能通入一筷，颈项强直，胸闷，喉间可闻痰声，烦躁不宁，谵语，脉滑数。以疏风透络、表汗益血为主。

处方：当归尾15克，赤芍、白芍、辰麦冬、生麻黄各12克，僵蚕20克，蝉蜕24克，桃仁、制天南星、川芎、全蝎、姜半夏各2克，生白附子4.5克，羌活、独活各3克，加葱头3个，1剂。

二诊：一剂徐徐服完后，大汗淋漓，痰气宽释，面呈垢状，晦暗，牙关稍有松弛，痉挛仍发，腹胀硬，循原方佐以通便。

处方：油当归、双钩藤各15克，玄明粉15克（冲）、僵蚕、生白芍、玄参、朱麦冬、生大黄各12克，生白附子3克，桃仁、枳壳各9克，制半夏6克，加葱白头3个，1剂。

三诊：仍有抽搐，角弓反张，排便困难，昏厥状2～3次排出大便，直到午夜，渐宁静安睡，症状开始好转，治以原法出入。

处方：蝉蜕15克，油当归、生地黄、玄参各12克，生白芍、白芥子各9克，生白附子3克，制天南星、川芎、焦白术、全蝎、蜈蚣各6克，加葱白头3个，1剂。

四诊：热退便润，脉浮，心神不宁，惊恐不安，拟原法佐以宁神定志。

处方：当归、茯神、生地黄、制何首乌、朱麦冬各12克，生白芍、乌药、远志各9克，天麻6克，川芎4.5克，牡蛎24克，黄精30克，加红枣3枚，葱白头3个，1剂。

五诊：药物建功，症状日益好转，牙关松开，自能进稀粥或软饭，面色有神，视力加强，能辨认药方字迹，暂告脱险，治以原方增删。

处方：当归、细生地各15克，何首乌、茯神、党参、山药、玄参各12克，川郁金、赤芍、白芍、焦白术各9克，天麻、生甘草各6克，加藕节3个，2剂。

六诊：证已向愈，尚有惊恐，口腔发热，口角有疮，治以养血生津，兼以清热。

处方：当归、细生地、生白芍、茯神、玄参、生谷芽各12克，朱麦冬、天麻、蝉蜕各9克，白菊花、生甘草各6克，黄精24克，加红枣3枚，5剂。

七诊：疗效日有进展，诸恙基本已除，如同常人，时有惊恐，治以益血生津，病后调理以收全功。

处方：当归、玄参、焦白术、辰茯神、山药、乌梢蛇各30克，赤芍、白芍各24克，川芎12克，细生地、党参、川续断各60克，天麻、蝉蜕、血竭、红花、苏木、田三七、贡沉香各15克，共研细末，水泛为丸，每天早晚用温开水各吞服9克。

2. 患者，男，3岁。坠落伤后7天，症见牙关紧闭，头项强直，角弓反张，高热，神昏谵语，时时汗出，大便秘结，小便不通，舌红苔黄燥，脉弦数。诊断为破伤风（风毒入里）。

处方：蝉蜕18克，当归12克，生地黄12克，桃仁12克，杏仁12克，玄参12克，麻黄10克，白芷9克，白芍6克，白附子3克，川芎6克，制天南星6克，荆芥6克，防风6克，全蝎1只，葱白头3个。

（二）气性坏疽

创伤骨折感染，毒邪内侵，导致危急症状。兹将黄乃聪先生对此病的治疗法则和效验方介绍如下。

1. 病因

跌仆坠跌、碰戳碾压、枪弹及其他外伤形成的创伤，可出现破皮或骨折。创口没有及时处理或处理不当，如用香灰、烟灰等作为敷料填充创口，甚至用蜘蛛网及腐烂的药物等，造成创口污染，再加上用旧的布紧紧包扎，加速周围组织腐败，范围日益扩大，导致病菌（产气荚膜梭菌）迅速繁殖，创伤的毒素随血液循环，源源不断地向身体内侵，从而出现毒邪内陷的危急症状。

2. 症状

创面局部皮色变紫暗，按之有气泡感，流出的败血脓液臭秽难闻，阵阵灼热，疼痛不已，伴头昏胸闷，烦躁气粗，呼吸短促，渴而大饮，不欲食，苔黄有芒刺，便秘腹胀，小溲短赤，脉滑或沉实有力，或高热寒战（体温40℃，甚至更高），四肢晃动，神昏谵语，甚至狂妄不宁等。

3. 治疗

治以养血化瘀、生津排毒、通便消肿为主。

（1）内服基本方：玄明粉、玄参、防己、当归、桔梗各9～18克，蝉蜕、生大黄、桃仁、生甘草各6～15克，枳壳、黄菊花各6～12克，细生地15～45克，生白芍9～15克，红花、防风各3～9克，生薏苡仁9～30克，加蜂蜜100克，葱白头3个。

随证加减：①体质素弱，1剂后或出血过多者，基本方除去玄明粉、生大黄、防己、防风，酌加紫苏梗9～15克，橘红、橘络各3～9克，焦白术6～12克，人参1.5～6克；②体质欠强，或年龄较大者，便已通畅，可去玄明粉、生大黄、桃仁，酌加橘红、橘络各3～6克，焦白术、潞党参、生黄芪各6～12克，田三七2～4.5克；③身体强壮，大便通畅，去玄明粉、生大黄，原方再服2剂；④便已解，而症状仍处沉重状态中，去玄明粉、生大黄、防己、防风，加佛手片3～9克，生远志、朱茯神各6～15克，麝香0.1～0.2克（吞服）；⑤基本方进服后，肠蠕动增加，有肠鸣，欲解而不得便，则加升麻1～4.5克，再服1剂；⑥服药后，症状略有缓和，而大便仍不解者，玄明粉、生大黄两味各减去一半，枳壳改为枳实，再煎服1剂。

（2）外治法：立即清理创口和矫正骨折及骨节的破裂部位，同时防止大量出血；创口散加味七龙散粉剂，周围以五黄散冲洗剂冲洗。

治疗要诀：

整洁创口，尽量彻透。

药汤能进，虽危不急。

邪攻毒却，顿形化吉。

蝉明锦壳，草地归芍。

桃红玄橘，风己薏菊。

【典型病例】

患者，男，23岁。因搞技术革新，操作机器失慎，右手和右前臂被碾轧创伤已3天，属粉碎性骨折，皮破、肉碎，掌腕及前臂皮肉撕裂，创口感染溃烂，伤臂严重肿胀，创口流出稀薄脓液，有气泡、甚臭，高热40.5℃，神昏谵语，气粗，口渴欲饮。西医诊断为气性坏疽，中毒症状严重，决定截去右臂以保全生命。邀会诊，症如上述，苔黄带芒刺，脉沉实有力，腹胀硬拒按。治以养血祛瘀、生津排毒、通便消肿。

处方：蝉蜕、生大黄、枳壳、黄菊花各9克，生甘草、当归、生白芍、桃仁、玄参、桔梗各12克，防风、防己、红花各6克，生薏苡仁18克，细生地30克，玄明粉15克（冲），加蜂蜜120克，葱白头3个，1剂。

二诊：深夜进药后，腑气已通，热退，中毒症状缓解，神清，并能进食，治以原方增减。

处方：当归、生白芍各12克，橘红、橘络、桃仁、荆芥、防风、川芎各4.5克，生地黄、熟地黄、朱麦冬、北沙参、焦白术、五加皮各9克，加蜂蜜60克，2剂。

三诊：症状日见减轻，局部瘀肿亦减，胃纳渐增，唯双目视物模糊，再治以养血益肾，佐以生津健胃。

处方：生地黄、熟地黄、炒白芍、焦白术、北沙参各12克，当归、玄参、五加皮、桃仁、枳实、乌药各9克，白芷、佛手片各6克，加红枣30克，5剂。

以后症状渐趋稳定。

第四节 内 伤

一、闪扭内损

闪扭损伤，往往发生于身强体壮之人，因劳动操作使劲失当，或过猛，或姿势不正及站立未稳，猝然闪损；亦有卧倒或起床屈伸动作间致闪扭内损的。闪扭损伤的部位，大都在胸胁、腰骶、背腹等部分，腰骶间较为多见。因致病之速疾，势如闪电，所以名为"闪伤"，一般人又称为"闪腰"和"闪气"等。

1. 症状

闪扭内损重者，痛苦难忍，坐不安，立不稳和挺不起腰，步履不敢迈开大步，屈伸动弹则患部刺痛难忍，卧不倒或卧倒不能起，屈伸咳呛，须双手紧抱胸腰部，号痛或喷嚏，不敢放大声。闪扭伤轻者，一般如常人。若屈伸活动腰部，或咳呛喷嚏时刺痛难忍，起坐要双手护桌，以手力帮助。

闪扭伤的特征：疼痛区在肌层，介于肌肤之里、脏膜之外，谓之半表半里的内损证，虽有病痛之实，但临床查不出局部其他征象。

2. 治疗

以调和营卫、畅气疏络、降逆化滞、平肝益肾，兼以镇静为法。

基本方：当归、大茴香、小茴香、酒延胡索、酒洗大腹皮各6～12克，酒白芍、生鳖甲、炒橘核、杜仲各9～15克，佛手片、柴胡各3～9克，朱砂拌麦冬6～15克，青皮6～9克，双钩藤9～24克，升麻1～1.5克。以上方剂煎服后，隔5～15分钟，吞服沉香细末1.8～6克。

随证加减：①耳鸣尿频、口苦、脉带数，酌去柴胡、生鳖甲、青皮，加怀山药9～15克，莱菔子9～18克，泽泻6～12克；②头昏目眩、背胛酸楚、夜眠不宁、口苦脉数者，酌去升麻、橘核，加生牡蛎9～30克，天麻3～9克，茯神、焦白术各6～12克；③痰多气逆、苔腻、夜眠不安、脉微而沉滞者，酌去麦冬、柴胡、鳖甲、升麻，加姜半夏3～12克，生白附子1.5～4.5克，桔梗、紫苏梗各6～12克，橘红3～6克；④证属单纯内伤而无兼证者，或仅感微有恶寒，面色、脉象、舌苔、饮食、大小便都还正常，其闪扭伤损痛的情况是一般性者，上列基本方去升麻、沉香末二味，药量酌情加减。

【典型病例】

1. 患者，男，42岁，搬运工人。患者之前装卸木箱，弯腰时突然腰部闻及"咯噔"一下响声，腰部即疼痛难忍，不能动弹，立不稳，坐不安，用手紧护腰部，腰部活动刺痛加剧。检查腰椎无畸形及明显压痛点。平素多痰，咳嗽喘逆，脉弦滑，苔黄腻，治以调和营卫、畅气降逆、疏络豁痰。

处方：当归、赤芍、白芍、紫苏梗、姜半夏、大茴香、小茴香各9克，佛手片、橘红各6克，双钩藤、生杜仲、桔梗各12克，生白附子3克，沉香末（吞服）4.5克，加葱白头3个，1剂。

二诊：进服煎剂后，药已建功，逆气宽松，痛亦减，矢气已下，纳能进，起坐已利，治循原方，佐以强腰之剂。

处方：当归、赤芍、白芍、紫苏梗、大茴香、小茴香各9克，佛手片、生杜仲、怀山药、肉苁蓉各12克，姜半夏6克，沉香末（吞服）2.5克，加葱白头3个，3剂。

三诊：症状日益好转，缓步能行，坐卧自如，咳呛或屈伸时腰部尚有刺痛，再循原方增减。

处方：当归、赤芍、白芍、紫苏梗、怀山药、肉苁蓉、焦白术、桔梗、鸡内金各9克，大茴香、小茴香各4.5克，橘红、橘络各6克，莱菔子12克。服药5剂，症状基本减除，结束治疗。

2. 患者，男，60岁。参与搬运木材，手拉车正准备拉上坡路，帮助推送一程，在用劲时，左腰膂猝然闪伤，人站立不稳，坐不安，内痛难忍，来院诊治。经过检查，断为重型闪伤左腰膂部位，苔黄腻，脉微沉，治以调和营卫、畅气降逆，佐以疏络豁痰治之。

处方：当归、钩藤、桔梗各15克，生白芍、姜半夏、紫苏梗、大茴香、小茴香各9克，佛手片、橘红各6克，杜仲12克，生甘草3克，沉香末（吞服）4.5克，加葱白头3个。

二诊：进服1剂后，顺利好转，逆气较前松动好转，矢气顿下，纳能进，卧得倒，治循原方，佐以强腰之剂。

处方：当归、怀山药、肉苁蓉各15克，姜半夏、紫苏梗、大茴香、小茴香各9克，佛手片6克，杜仲12克，生甘草3克，沉香末（吞服）4.5克，加葱白头3个。

三诊：上方服用3剂，诉症状自觉明显好转，缓步能来复诊，坐卧似同常人，咳呛或屈伸时内部刺痛，治宜原方增减调理。

处方：当归、炒白芍、焦白术、大茴香、小茴香各9克，怀山药、肉苁蓉各15克，橘红、橘络、紫苏梗各6克，莱菔子、鸡内金各12克。

第三方连服5剂，症状日趋向愈，痛楚渐除，纳增便通告痊愈。

二、内脏出血或重伤

内脏出血或重伤，损伤脏器不同，有不同的临床表现。

（1）心脏伤：可以见到顿时昏厥，不省人事，虚脱，属危急症状。

（2）肺脏伤：颜面苍白，呼吸喘促，咳嗽吐血，胸部剧痛反复不宁等。

（3）肝脏伤：面色青暗，目赤紧闭，先寒后热，肢冷两胁瘀痛，甚至发生惊厥状态。

（4）脾脏伤：面色苍白，口吐血沫左胁肿胀、痛而拒按，继而寒热、气逆上冲等。

（5）肾脏伤：腰背疼痛，面垢，两目昏晦无神，耳聋，小便癃闭或失禁，大哭或大笑，谵语等。

（6）胃伤：不断呕吐杂物及黏液，夹有血块，甚至鲜红或暗如豆汁状。

（7）小肠伤：气逆呕吐，腹痛拒按，不能坐久，颜面苍白等。

（8）大肠伤：颜面苍白，气逆喘促，便秘，腹胀阵痛，或下血粪，其色晦暗等。

（9）胆伤：呕吐苦水，右胁剧痛，阵寒，耳聋，目黄等。

（10）经络或横膈伤：血液运行阻碍，气逆发呃，或干呕，寒热往来，热多寒少等。

第五节　狼犬咬伤

狼犬咬伤，在外伤病中有其特殊性，若是咬伤如在颈等部位，易发生生命危险；若伤口污染，可导致败血症，引起高热等。若为狂犬咬伤，则可引起狂犬病，成为不治之症。

一、狼犬咬伤之败血症

1. 内治

（1）初期，如果伤口污染，败血流脓，疼痛难忍，高热，呈昏迷状态，胃纳停顿，便闭，渴而喜饮，脉浮滑等。

处方：油当归9～15克，生白芍6～12克，红花3～9克，桃仁5～12克，夏枯草9～18克，荆芥、防风各3～9克，黄菊花9～15克，香白芷6～15克，桔梗9～15克，枳壳3～9克，生大黄6～12克，加甜酒酿一小碗。

（2）中期，服药后如热度已降，伤口疼痛亦解，惊恐多哭，呈昏沉多睡，胃纳稍能进食，小便短赤，苔黄，脉微数。

处方：当归尾6～15克，赤芍、白芍各3～9克，红花3～9克，柴胡3～9克，生鳖甲9～15克，桔梗9～15克，橘红、橘络各3～6克，加甜酒酿一小碗。

（3）后期，伤口微痛，纳增便畅，惊恐好哭。

处方：当归6～12克，生白芍6～12克，川芎3～9克，细生地9～21克，乌药9～15克，天花粉6～12克，紫菀6～12克，紫苏梗9～15克，生甘草3～6克，潞党参9～15克，焦白术6～12克，加蜂蜜15～45克。

2. 外治

处方：川黄连3克，黄芩3克，生黄柏6克，儿茶3克，血竭6克，象皮3克，龙骨3克，生大黄6克，冰片0.3克，僵蚕6克，生石膏15克，生甘草3克。

以上十二味药物共研细末，用适量生猪油、白糖，一并捣成软膏状，敷贴于被咬伤口周围。或用蜂蜜调成软膏状，摊置于纱布上，衡其大小贴敷，更为方便使用。

【典型病例】

患者，女，14岁，1960年8月不幸被狼噬，拖到稻田丛里，幸被人救回，辗转至第7天才来金华市中医院医治。症见头、颈、肩、胸等部被咬伤，高热，虽经前医注射针剂，其热仍高达40.5℃，始终不降，呈半昏迷状态，谵语昏沉，惊恐多哭，胃纳停滞，便闭腹胀，渴而暴饮，小便短赤，脉浮紧，舌苔不能检查，急以通便清肺、排毒生津、益血化瘀并治。

处方：油当归15克，赤芍、白芍各9克，红花4.5克，桃仁9克，荆芥、防风各4.5克，白芷6克，黄菊花15克，桔梗9克，枳壳6克，生大黄9克，玄明粉12克（冲），加甜酒酿一碗，葱白头3个。

二诊：进服1剂后约2个小时，顿解大便而奇臭难闻，旋而热降痛减，神志渐清，腹胀已除，症状大有好转。

处方：当归尾6克，赤芍、白芍各3克，红花3克，柴胡9克，生鳖甲15克，桔梗9克，橘红、橘络各6克，加甜酒酿一小碗。

三诊：再进服3剂后，伤口微痛，纳增便畅，惊恐好哭。

处方：当归6克，生白芍6克，川芎3克，细生地9克，乌药9克，天花粉6克，紫菀6克，紫苏梗9克，生甘草3克，潞党参9克，焦白术6克，加蜂蜜糖15克。

5剂后顺利痊愈。

二、狂犬病

被狂犬咬伤后，狂犬毒邪感染伤口，循血液进入体内，而发狂犬病。其潜伏期3～8天，有的很久，甚至数年。症见伤口周围污毒败血，瘀肿疼痛，继发高热，随即吞咽困难，烦躁不宁，胃纳停滞，便闭，悲恐失常，呆滞，倦怠，恶寒，再转入到小便时奇痛无比如狂（俗称生小狗），尿中混杂瘀血，呈块状或粒状，恐慌失措，特别害怕锣声与水声，狂躁不宁，张牙吐舌，乱蹦乱跳，或攀墙摸壁，爬桌登椅，跌倒爬起，视其惨痛万状，诚不忍目睹，很快死亡。治疗当急以活血祛瘀、清肺镇静、养阴生津、利尿排毒，内服煎剂（处方见下）。同时配合外治药物，还必须及时积极清除伤口周围的污毒败血。

1. 内治

（1）初期：油当归9～15克，赤芍、白芍各3～9克，桃仁6～12克，红花6～12克，猪牙皂2.4～4.5克，北沙参9～15克，黄菊花6～15克，旋覆花（金钱花）3～12克，桔梗6～12克，辰麦冬9～15克，枳壳3～9克，生大黄3～12克，加甜酒酿一碗。

（2）中期：当归尾6～12克，生白芍3～9克，荆芥、防风各3～6克，桃仁、杏仁各3～9克，天花粉3～12克，辰茯苓9～18克，金银花6～9克，川牛膝3～9克，桔梗9～12克，生甘草3～18克，加蜂蜜15～60克。

（3）向愈期：经服初、中期的煎剂后，病若基本消除，唯小便时尚感欠利，或微刺痛，残留的尿排不尽，以当归尾6～12克、猪苓6～12克、泽泻6～12克、熟大黄3～6克、细木通3～9克、桔梗6～12克、干蟾酥1～3只煎汤，加蜂蜜糖15～30克（冲）。

（4）后期：当归6～12克，酒白芍6～12克，川芎3～6克，细生地9～18克，香白芷3～9克，车前子9～15克，泽泻6～12克，干蟾酥1～2只，黄豆60～120克，加蜂蜜糖15克～30克（冲）。

2. 外治

被狂犬咬伤处，立即用布带之类将伤口较上的部位扎紧，随即将周围的血肿挤掉，或以大罐拔去所污染的瘀血。再用下利中药（薄荷6克，大茴香、小茴香各6克，荆芥、防风各9克，杏仁9克，乌梅7个，紫苏9克）煎汤，趁热灌洗被咬伤的伤口及周围。

值得一提的是，黄乃聪先生总结出一套辨别咬人的狗是否为狂犬的方法：观察者以手持一扇置于背后，待犬静止时，突然扇其口鼻部，如果犬出现一种悲恐状态，可以断定其已被狂犬病毒感染了，属于狂犬。或者手持铜锣，站在犬的身边，突然打起锣来，感到犬非常烦躁不宁，也可说明其已被狂犬病毒感染了，属于狂犬。此外，也可给犬一把生黄豆，令其咀嚼，如果其越嚼越起劲而不呕吐者，亦可断定为已被狂犬病毒感染了，属于狂犬。

1947年4月间，金华雅堂街有8人同时被一只狂犬咬伤，有7人经黄乃聪先生按照上述方法治疗，先后获愈。但另1人因有事外出未及时治疗，结果因发狂犬病而亡。

第六节 四十四穴损伤

人身十四经穴，各书论之甚详，而伤科主要穴道，另有传授，其中以头、胸、腹三个八卦形为枢纽，衍泽出各经致伤的部位。黄乃聪先生义父郑克荣的业师姜少庭所传"四十四穴损伤"的经验，在临床上已有百余年之运用经历，弥足珍贵。故黄乃聪将其编成七字歌诀，俾学者便于记诵，在临床上进一步发扬光大，造福患者。兹介绍如下。

身前上下八卦穴，八面量之穴的真。

以大拇指点定中心穴位，然后用食指向八方量，可定出8个穴位，即八卦形之主要大穴位，上为面部八卦形穴道，中为胸、下为腹部之八卦穴道。

头部八卦山根心，两目内眦凹处明。

头面部之八卦形穴道，以山根穴位为中心穴道。山根位于眉心下，两眉之间下少许，两目内眦之间，内为鼻骨与额骨合缝之处，亦就是鼻之上方凹处。

两旁属于太阳脉，中间是属督脉经。

足太阳膀胱经入目内眦，中线由奇经之督脉经络所行。

打断山根人昏厥，气血壅滞郁在心。

督脉有伤，上行入脑间，脑为全身之首，故伤山根，其人必有昏厥，四肢厥冷而亡命。肺主全身之气，心主全身之血，因有所伤，则气不行，血亦不通，不通则心系急。肺络布于胸中，故胸中闷督。

目流鲜血鼻流衄，口内血箭亦难停。

山根穴位内之动脉，有所伤断，则血灌入眼、鼻、口之窍，流而不可止。

此伤若重为难治，轻伤汤药尚可容。

此穴为致命之穴，重伤者亡命，轻伤者可处。

处方：焦栀子12克，香附子9克，桔梗9克，香白芷9克，羌活6克，白菊花9克，薄荷6克，生地黄12克，明天麻4.5克，生白附3克。

功能清肺理气，泻心凉血，祛风明目，护脑通窍。瘀散肿自消，痛苦亦除矣。

上方头顶囟门穴，唯在幼时跳动形。

以山根穴为核心，向上方量之为囟门穴之位，内为两块顶骨与额骨三叉合缝之处。

此为额顶未并合，年长一二跳处平。

婴儿幼时，两块顶骨与额骨三骨合缝之间，软骨未化成硬骨，三骨相并合,故视之脑门处,看有跳动之形。婴儿年长一周岁左右,额顶骨并合,中成三叉合缝,跳动之处骨已坚硬,故跳动之形现矣。

两旁仍属太阳脉,中行乃是督脉经。

穴位之左右属于足太阳膀胱之经络所行,如有受伤,脑门肿,人事昏沉,目不明,伤则气凝血滞,故而发肿。经络之伤,由外行入脑门,人昏眼花,或瞑目。

四肢绵软体无力,重死轻救下药灵。

经络受伤,入落脑脏,头为诸阳之会,阳受邪害,故四肢软如绵,肢体无力。穴位内为脑居之处,重伤入脑,即时殒命,婴儿脑门未实者更危。轻伤者,虽脑受震而致昏厥等症状,但未入脑伤髓,可治之。

处方:藁本6克,升麻3克,川芎9克,生麻黄6克,羌活6克,苍耳子9克,白菊花9克,薄荷4.5克,防风9克,香附9克,生白附4.5克,麝香0.15克(吞服),葱白头3个。

功能护脑通窍,表散太阳经与督脉经之风邪,散瘀通滞,其病自轻。方歌:"葱藁升麻能领上,川芎麻黄羌活行,苍耳白菊防风入,薄荷麝香用之灵,香附白附能益脑,昏沉此汤效如神。"

(山)上之两旁太阳穴,头角之处发际寻。

自山根穴向上方,斜向左右头角发际处,眉际之上寸许,内为额骨与顶骨及蝶骨交合三叉缝之处,量之是为太阳穴位。

以手按之脉动处,属于少阳胆之经。

以手指按之太阳穴位,则觉动脉所循跳动引手矣。足少阳胆之经络所行。

重伤顿即昏倒地,恶血灌入两珠睛。

伤重者,内入脑间,即时昏死卧地,瘀血灌入眼珠,即为血肿也。

扣拿腰弦无知觉，药物投之难为灵。

因伤入脑，人事昏厥，急救扣拿腰弦不见效者，此为难治之死症。

轻者知觉头昏痛，耳聋目眩视不清。

轻伤者，当时虽有昏厥，扣之腰弦见效，患者能更醒，则有知觉，头晕与头痛。少阳经行两目锐眦边，入耳中支，经络之引，故有眼花耳聋或耳鸣等症状。

处方：柴胡9克，白菊花9克，防风9克，防己9克，生白附3克，川芎6克，白芷9克，明天麻4.5克。

功能清热息风，护脑散瘀，明目聪耳。方歌："治之药用柴胡菊，防风防己白附并。川芎白芷不可少，加入天麻头面行。"

横开左右耳门处，经络属于足阳明。

以山根为中心，横开量向耳前处（门穴为耳窍），足阳明胃及手少阳三焦，经络之属也。

重伤昏死难治症，轻伤耳塞不闻音。

耳者，肾之窍也，心亦寄窍于耳。肾为先天根底，必为人身之主。伤入耳窍，故要绝命也。或有伤耳前，动脉折断，则血流似箭射，失血而亡命。轻伤者，此穴后引入耳，故亦有耳窍气塞而耳鸣不聪之证。

牙关紧急难开合，耳门疼痛作昏沉。

前引牙关，因伤瘀肿凝滞，故开合难而疼痛，瘀滞则痛引经络，故有昏沉也。

处方：柴胡9克，葛根6克，菖蒲6克，胆南星4.5克，香白芷6克，明天麻4.5克，防风6克，生白附3克，连翘9克。

功能清热，聪耳明目，行气散瘀等。方歌："耳窍之疾柴胡入，葛根菖蒲天南星，白芷天麻防风走，白附连翘治更灵。"

下量之处舌咽穴，若伤舌硬症非轻。

自山根向下方正量之，为舌根之处，就是吞咽穴位。

经络是属任脉经，部位居于地阁下。

经络属于任脉，舌根经络为足太阴脾脉所分布，地阁骨即下颌也。下软处就是吞咽穴位。

重伤昏厥不知人，两目难张鼻息轻。

口亦难张语难说，若不救治命归阴。

时再迟疑气血闭，咽阻气壅命难齐。

伤重者，气滞血凝，咽闭难通，气少而眼不明，呼吸困难，鼻息渐轻，舌根受塞，语言难矣。视其外象，人昏如死之状，设不及时急救之，瘀滞咽喉之门，呼吸更难矣，则气绝而亡命也。

咽伤多用清咽药，防风半夏僵蚕清。

桔梗射干清咽痰，香附甘草厚朴陈。

以上诸药煎汤服，服后瘀散可清因。

处方：防风6克，制半夏4.5克，僵蚕5克，桔梗6克，射干6克，制香附6克，厚朴4.5克，陈皮6克，炙甘草4.5克。

以上药物煎后急灌服，功能祛风散结，清肺凉心，通滞利咽，病证顿就减轻矣。

舌咽两旁颊车穴，经络乃属足阳明。

下颌骨之下，左右两侧各为颊车穴，胃经从此循行头面上。

部位居于牙关下，若伤涎水流不停。

伤则牙关受引，口津水流而不停矣。

重伤人昏牙关急，气壅血滞易伐生。

重伤者，有伤阳明经络颈动脉，血闭难通，口噤，则为难治也。

轻伤葛根与大黄，山豆炙草天南星。

玄参半夏桑根白，桂桔射干麦冬临。

为汤清咽平胃热，对症下药服之灵。

处方：葛根6克，生大黄4.5克，山豆根6克，炙甘草4.5克，制天南星4.5克，玄参9克，制半夏4.5克，桑根白皮9克，肉桂4.5克，桔梗9克，射干9克，麦冬9克。

煎汤服下，功能散瘀通滞，疏风，降气平逆，清利咽喉，通行血脉，宣肺之效神也。

以上头面八卦穴，若有重伤损脑经。

上面所述为头面八卦各穴道。

人昏脏绝肢体厥，纵有仙丹亦不灵。

伤入到脑者，若有脏绝症状（如瘫痪、呼吸短促或七窍出血等），脑为髓海，倘受损，虽有灵丹妙药投之亦难效。

头部八卦已概说，身躯亦有八卦形。

以上所述是头面部八卦形穴道，下接是身躯腹部八卦形穴道。

八卦之主肚脐穴，两旁经络属少阴。

腹部八卦形，以神阙穴（肚脐穴）为中心穴道，属于奇经八脉之中的任脉所布。入内为小肠位，腹内脏腑是小肠腑也。穴位的两侧是足少阴肾之经络所布。

若伤入内里急痛，气不能通咽不吞。

伤入小肠，腹内疼痛紧急，伤入内者，气血不通，内痛气急，不接咽喉而亡命矣。

亦有上吐而下泻，医者不可乱推拿。

小肠受伤，肠胃不能消导，故而上有呕吐，复有下泻。若伤者伤重，而医者妄以急乱推之，则反致患者上下不济接气，而引起亡命也。

汤药大黄与卜子，小茴甘松又桂心。

桃仁槐花酒腹皮，煎汤温服病能轻。

处方：大黄6克，桃仁9克，莱菔子15克，小茴香6克，甘松4.5克，桂心3克，槐花6克，酒大腹皮6克。

煎汤进服，功能畅气滑利，润肠破积，祛瘀通滞，清热神效。

横开左右盆弦穴，经属阳明与太阴。

自肚脐向左右横向量之，即左右盆弦穴之穴位，足阳明胃与足太阴脾两经络所分布。

伤在乍寒又乍热，腰痛腹瘦是不轻。

重则有所相应，足厥阴肝脉，肝火风动，故乍寒乍热。带脉与少阴受影响，故腰酸，足软弱。

入腹乃是大肠腑，后连即为足少阴。

入腹内是大肠、回肠之居也，穴之后方为肾脏所藏之处也。

大便闭塞腹内胀，投药杜仲与生军。

桃仁木香兼苍术，大茴山柰甘松青。

田七枳壳可使用，汤药下至可轻身。

气血滞而不通，大肠内热，故而腹胀大便难矣。瘀散胀消病自减。

处方：杜仲9克，生大黄6克，桃仁9克，青木香3克，苍术6克，大茴香6克，山柰6克，甘松4.5克，青皮4.5克，田三七3克，枳壳6克。

功能清大肠瘀热，泻火下降，通利大便，理气宽中。

上主凹处心窝穴，内居心包裹心君。

内为手厥阴心包络，手少阴心之居也。心为人身脏腑之主。

经络之属为任脉，两旁之脉是少阴。

穴位正中，脉属任脉经，两旁经络属足少阴肾脉之属。

重伤心痛如刀割，口吐鲜血食不进。

伤入心脏者，其痛如刀割，胸紧症危，心君伤，鲜血上逆也。

汗淋不干多烦热，伤处肿痛或色青。

心君受伤，汗流不止，真气外泄亡阳也。心窝受伤，青肿紧痛，顿即死亡。重伤君位必都死，轻伤者，心君受影响，则有昏沉也。治之先宜护心宁心为主。

下药先宜安心主，茯神琥珀可安宁。

良姜菖蒲透心气，田七香附与之全。

麦冬桔梗亦参入，是为先制火烧金。

心痛发热，伤及肺脏，故医者应先防治。

处方：茯神6克，琥珀4.5克，高良姜4.5克，菖蒲6克，田三七4.5克，香附9克，川郁金9克，麦冬9克，桔梗9克。

功能护心开窍，清心泻热，行气化瘀，开结治郁，防肺之发热。

气门血门在乳下，左右两属足阳明。

自肚脐而乳下一寸六分量之，是为左血门、右气穴，经络之属为足阳明胃之脉。

入内乃是太阴脏，左血属木右气金。

左属木，为肝经血门；右属金，为肺经气门。

若有受伤气上逆，三潮七夕内热蒸。

穴位引内，肺受伤则内热，热则气逆而咳痰。伤重者，当即寒热频作；轻者，三潮七夕而发出，肺脏发热，呼吸不畅，故有咳嗽痰壅也。

咳嗽痰壅难以唾，两颧火赤属肺经。

颧见赤色，是肺脏上引颜面。

呼吸短促命危急，汗淋如雨命归阴。

呼吸短促，是肺脏绝也，故命危，旦夕死亡。因伤重而应肺经，汗出如油不止，面呈垢者，即为泄真亡阳而死亡也。

亦有吐血而致死，或为肺痨之起因。

因伤内引入肺，肺一受引而发热，热则肺叶焦，其瘀滞不散，血管破裂，则发作吐黑血而亡命。致肺痨者，因伤肺热，绵延不除，肺燥受损，而致日益衰弱，劳损嗽成矣。

医治用药薤白头，地鳖桔梗白茯苓。

枳壳莪术田七附，再加木香与郁金。

伤有乍寒加柴胡，胸满气逆沉香灵。

处方：薤白头9克，土鳖虫（地鳖虫）6克，桔梗9克，白茯苓6克，枳壳6克，莪术6克，田三七4.5克，制香附9克，广木香6克，川郁金9克。

以上药物有清肺理气、祛瘀、快利胸膈之功效。伤引肝经而发寒发热者，加柴胡9克；伤入肺而气逆上冲者，用沉香4.5克。

脐下至为中极穴，穴位之下是阴茎。

自肚脐四寸下量之为中极穴，下极穴在前阴窍之上，经络之属为任脉，入里就是膀胱（膀胱之居也）。

伤重头昏及头痛，小腹胀满上胸心。

足太阳经本经之引，胸腹前行正中之脉为任脉，伤则脉不通，下为膀胱腑，伤则窍闭而亡，故谓腹上胸之危也。

小便长流或闭塞，伤重气绝轻亦昏。

膀胱伤则发热瘀滞，使小便闭塞不通，重则膀胱不能收缩，下脱而亡，或是小便长流而不止。本经头痛，小便不能排，或排不清，则伤瘀滞而热，故有便闭或赤色也。

用药桃仁同桂枝，术通车前与生军。

小茴泽泻兼炙草，体虚当归白茯苓。

处方：桃仁9克，桂枝2.4克，木通4.5克，车前子9克，生大黄6克，小茴香6克，泽泻9克，炙甘草3克。

上药服下，有清利膀胱风热、散瘀行气、通利水道之功效。身体虚弱者，可加当归12克、白茯苓9克，更佳。

肚角穴在两腿根，经络属于足太阴。

小腹处，两腿根稍上为左右肚角穴，足太阴脾之经络所分布。

入内落与膀胱壁，伤重内痛汗淋身。

小腹内为腹壁，深部为膀胱腑之左右，伤若入里，瘀痛难当，而身汗不止，则亡阴之危矣。

小腹胀疼痛难忍，小便不利脚难行。

伤则小便闭而不通，不通则小腹胀，胀则内痛难忍矣。膀胱受引，小便难，太阴经络受伤，则脚重而无力，行走艰难矣。

治用广皮兼炙草，车前木通与桃仁。

桂枝小茴不可缺，地龙杜仲与金铃。

处方：广陈皮6克，生炙甘草4.5克，车前子9克，川楝子（金铃子）9克，木通4.5克，桃仁9克，桂枝3克，小茴香4.5克，杜仲6克，地龙9克。

上药有清利膀胱之热、行瘀、利水祛风之功效。

以上共有十八穴，成为上下八卦形。

所言之处是要穴，若上重穴难保身。

人之要穴伤重者，引入于内，有亡命之危。

除此还有大穴道，若伤重穴害非轻。

除上述所言，上下之八卦穴道外，背部和其他部位还有大穴道，有重伤者亦能致命。

头部大穴枕骨处，此穴所属督脉经。

枕骨在头之后方，正中是也，下接颈椎骨，内为小脑。心脏为人身之主，头为人身之首，脑者诸阳之属也。脑为人身之总机，乃支配人之一切机构之运用。督脉为诸阳之属，是脑之支脉，故伤者有全身症状矣。

两旁属于太阳脉，七窍运用小脑经。

中行经络属督脉，左右上侧属足太阳膀胱经，小脑神经分布七窍，人故能运用七窍。

若有受伤伤入里，七窍出血气闷心。

瞳孔散大或瞑目，呼吸短促而不平。

人事不省口吐沫，四肢厥冷肌不仁。

此为凶症难医治。轻者急救扣腰筋。

伤此穴者，七窍出血，胸闷，反胃吐食，瞳孔散大，或瞑目耳聋，呼吸短促，人事不省，昏沉吐沫，或下利，四肢麻木不仁，脉数，热度增高等危症暴露，为绝命之先兆也。扣拿腰筋、沟子筋。

疼痛昏厥未必死，足腿双麻别亲人。

若是扣腰筋不知醒，再可扣沟子筋（人中穴），即可回生。

可救之证能苏醒，若还不醒是归阴。

腰弦子筋与沟子筋，扣之都不效者，则命绝矣。

急救先用当门子，吞服剂量分重轻。

能服药者，则可先吞麝香（当门子），成人0.2克，年少幼者酌予减少之。

羌活白芷苍耳子，川芎香附与钩藤。

祛风麻黄同加入，青紫肿痛附蝉炙。

胸闷麦冬与桔梗，茯神琥珀可安心。

处方：羌活9克，香白芷9克，苍耳子9克，双钩藤9克，制香附9克，川芎9克，沉香3克。

上药有护脑通窍、祛风、行气散瘀之功效。风重者，加生麻黄6克；

伤发肿者，加生白附3克、蝉蜕4.5克；胸闷烦躁者，加桔梗、麦冬各9克。加减施用其药，务宜先治其要者为主。

百会之穴头顶取，两旁太阳督中行。

头顶正中为百会穴，经络之属，两旁是足太阳脉所行，中行是督脉所布。

若是受伤体无力，胸中闷瞀难说清。

头昏头痛双目瞑，四肢厥冷或昏沉。

昏厥轻者可医治，重伤入脑失救星。

百会之内，为所藏之处，前为大脑，后为小脑是也。若有内伤者，其症与后枕部受伤大致相同。危急症中，此穴受伤较为少见。

投药藁本葱头领，川芎防风白芷沉。

薄荷羌活兼麝香，祛风麻黄白附行。

处方：藁本6克，川芎9克，防风6克，白芷9克，沉香3克，薄荷6克，羌活6克，麝香0.15克（吞服），麻黄6克，生白附3克，加葱白头5个。

诸药有通窍护脑、宁心、祛风散瘀之作用。

山根之上眉心穴，两眉之间穴的真。

山根穴稍上少许，两眉之间为眉心穴。

两旁属于太阳脉，中行乃是督之行。

中行属督脉，两侧属足太阳膀胱经脉所行。

若因损伤昏倒地，眼目昏花人昏沉。

伤重者，即时昏沉倒于地。

昏厥头痛或如破，额肿面浮热似蒸。

瘀滞风袭，故头痛额肿，面浮而发热，内有血管破损，向鼻窍流出鲜血。

苍耳焦栀共煎入，白附蝉衣用为君。

羌活菊花为之使，防风天麻白芷星。

处方：苍耳子9克，焦栀子9克，生白附3克，蝉蜕（蝉衣）9克，羌活6克，白菊花6克，防风6克，天麻4.5克，香白芷9克，制天南星4.5克。

功效为祛风护脑，清热泄瘀，清头目。

舌咽之下气食道，此穴命名是咽喉。

舌咽之下（气管食道），咽喉之处，为咽喉穴（闭气穴）。

经络属于任脉走，伤了血气滞留停。

伤血，气不能运行则滞，而瘀肿咽闭，若不急速医治，故有气绝之危也。

气管戳断气真死，食道还有急救星。

气管戳断者，其气真泄而不收，亡命。食道断者，仅仅纳食有碍，真气不至于泄而可以救治，若全断者则为难治之证。

半夏桔梗麦冬入，射干僵蚕理喉咽。

亦放防风炙甘草，加入玄参山豆根。

处方：姜半夏4.5克，桔梗9克，射干6克，僵蚕6克，防风6克，炙甘草4.5克，玄参9克，山豆根6克。

功效清肺除热，祛风化痰，行气散瘀，清利咽喉。

胸前乳上将台穴，内肺经属胃阳明。

入内为肺脏之居，经络属足阳明胃经所分布。

受伤者就胸闭闷，气逆喘嗽步难行。

伤则气血凝滞，郁气在胸而不疏发，故胸中闷闭。伤引入内，肺有所应，则喘嗽矣。

痰壅胸中兼发热，一年三载吐血根。

痰壅肺热，日久不治，延至周年三载，则病变为吐血，咳嗽与痰血。

是伤阳明胃之气，此乃三焦不足固。

阳明胃气受伤，三焦不足，肺有引热不清，变而吐血咳嗽或痰血兼杂矣。

宽胸枳壳白芥子，青皮田七京三棱。

麻黄桔梗郁金附，下气更宜木香沉。

处方：炒枳壳9克，白芥子9克，青皮9克，田三七4.5克，京三棱6克，麻黄4.5克，桔梗4.5克，川郁金6克，青木香4.5克，沉香4.5克。功能清肺泻热，宽胸理气，下逆散结。

胸膛之中胸骨处，穴道之名乃胸心。

胸部正中咽喉之下，心窝之上，即为胸心穴，亦为正胸穴，内为胸骨（体骨）。

内藏食道与气管，经络之属任脉经。

胸中体骨之内，是食道与气管。

若有伤损不欲食，胸闷咳嗽气上行。

因伤引内，食道受应，故不能纳食。气管受伤，则发热而胸闷气逆，呼吸困难，咳嗽作矣。

重伤吐痰并带血，呼吸急促肺热蒸。

气管受引，细小的血管有所裂伤，加之肺热，故喘嗽而带血也。热则里急，呼吸急促矣。

若不早治必遗患，肺痨咳血害临身。

伤不早治，或治而中止。或治而未痊愈者，往往遗留后遗症，若肺热不清而成久病，则咳痰不绝。重则逆气，喘咳带血，病久入深，肺脏染疾，症危则有亡命之虑也。

沉香麻黄下逆气，贝母薤桑清肺经。

广皮郁金同煎入，玄参桔梗橘皮青。

处方：沉香3克，炙麻黄6克，川贝母6克，薤白头9克，桑根白皮12克，广陈皮4.5克，川郁金6克，玄参9克，桔梗9克，青皮6克。

功能清肺理气，下逆，行瘀散结。

腋下还有飞燕入，经络属肺内藏金。

腋下有飞燕入洞穴（中沟子穴，在腋沟极泉穴处）。金即肺脏是也。

若入内伤气上逆，赤色现于两颧心。

肺伤则肺内热，热则气逆上行，肺热上应面，颧颊赤色矣。

呼吸短促难救治，轻者先宜清肺金。

呼吸短促为肺脏绝也，故而难治。伤轻者，用药宜投清肺之品为主。

槟榔柴胡紫菀草，香附地鳖薤白秦。

桔梗三棱同可入，加入沉香下逆矣。

处方：槟榔6克，柴胡9克，紫菀6克，甘草3克，土鳖虫（地鳖虫）6克，薤白头9克，秦艽9克，桔梗9克，三棱9克，沉香3克。

服之，清肺热，下逆气，散瘀，祛风。

心窝之下胃脘穴，内脏阳腑胃偏心。

心窝穴下是胃脘穴，内为阳明胃腑之藏（上脘左上角是心脏）。

经络之属为任脉，若伤气血不通行。

呕吐食物兼带血，翻胃作呕食难吞。

胃脘受伤，气血不行，故呕吐食物，翻胃，不思食。血络伤破，故而吐血之证出现矣。

重伤顿时昏倒地，此为胃损气冲心。

胃伤重则气逆上冲心，闷闭而命亡。

轻伤进药能可救，温胃之品草朴陈。

南星神曲助脾胃，呕吐煨姜缩砂仁。

丁香木香与橘红，服后呕吐心痛轻。

处方：炙甘草4.5克，川厚朴6克，陈皮9克，天南星4.5克，六神曲9克，煨姜3片，缩砂仁3克，丁香4.5克，广木香2.4克，橘红4.5克。

上药煎服，立能健脾温胃，定呕止吐，散结行气。

飞燕之下仙人穴，仙人夺印属肝经。

仙人夺印穴（又称金钱穴，位于双乳乳头部），足厥阴属肝经，肺之经络布于胁下。

入里之脏是肺叶，两胁经络是厥阴。

内为肺脏也，经络属肝，受伤乍寒乍热，肝经风火升，故而面热似蒸。肝胆似夫妻，故引动之乍寒乍热。

重伤面青汗如雨，瞳神定视不转睛。

汗淋漓如雨如油，伤即入肝，有亡命之危。肝开窍于目，目已直视不转睛者，则为肝绝之证，故而有亡命之危矣。

呼吸短促吐黑血，三朝七夕命消云。

伤入肺则呼吸困难，而有咯黑血者，此乃肝肺有绝之先兆，故命有三朝七夕之危也。

伤损日久不医治，后发痨嗽证非轻。

伤虽轻，延日，旷久不愈，渐而转入到内，伤及内在肺脏，而成肺痨也。

轻者下药理肝气，肺经之热更宜清。

地鳖槟榔穿山甲，柴胡鳖甲石决明。

桔梗麦冬清肺热，秦艽没药橘皮青。

处方：土鳖虫（地鳖虫）9克，槟榔6克，穿山甲（代）4.5克，柴胡9克，鳖甲6克，石决明24克，桔梗9克，麦冬9克，秦艽9克，没药6克，青皮9克。

功能清肺理肝，搜风，行气散瘀。

挂旁之穴软胁子，经属决议足阳明。

腰之上，仙人夺印之下，为挂旁穴，足厥阴肝与足阳明胃之经络所布也。

下为大肠回肠位，左属脾脏右肝经。

左为脾脏所居，右则肝脏所居，下为大肠腑所居也。

受伤身痛肠积血，发寒作热腹胀升。

大肠之间有内伤，则血凝滞，身痛，瘀积气滞，腹则胀痛矣。肝经受引，寒热作矣。脾脏受引则食难，而体重无力。大肠受引则肠热，大便燥，故而大便难矣。

肢体无力便难解，大黄枳壳投可清。

青陈橘皮兼赤芍，柴胡小茴与桂心。

木香槐花同加入，穿山甲刺更应灵。

处方：大黄9克，枳壳9克，青皮9克，陈皮9克，赤芍9克，柴胡6克，小茴香9克，桂心2.4克，青木香6克，槐花6克，穿山甲（代）4.5克，皂角刺4.5克。

功能润肠燥，下后重，理气宽中，搜风行气，散血。

期门位居乳根下，属于肝脏足厥阴。

乳根下旁开一寸处为期门穴，内为肺脏之底，上焦膈膜也。

内为太阴肺底下，若有重伤发热蒸。

内引上焦肺热，肺热络伤而咳血。

咳嗽吐痰带有血，呼吸内痛引肠筋。

咳则引腹，肠筋疼痛，不能咳。

久则成痨发潮热，治之利膈与清金。

久咳不已，久而热蒸不除，则成肺痨，治法宜清肺热、理三焦。

青皮桔梗莱菔子，山甲泽兰白茯苓。

大黄枳壳又莪术，行气山柰甘松青。

处方：青皮9克，桔梗9克，莱菔子2.4克，穿山甲（代）4.5克，泽兰6克，白茯苓9克，大黄9克，枳壳9克，莪术6克，山柰4.5克，甘松3克，青木香6克。

功效清肺利膈，润肠通便，行气散瘀，身轻矣。

下主之为封门穴，封门之穴乃前阴。

前阴窍为封门穴，是属任脉、膀胱经，利水之道也。

有伤阴器难受痛，即时目眩并昏沉。

阴器伤则痛最为难受，上痛引及小腹，其痛难受。太阴经脉至目内眦，故有眼花以及昏厥之征象矣。

头昏无力小肠痛，小便不利或赤淋。

足太阳经，本经头痛，任脉受引，故腹痛而无力，内伤瘀肿发热，故有尿管闭塞，小便自难下，或色赤淋尿矣。

治用桂枝瞿琥珀，乳桃牡蛎与蚯蚓。

木通车前亦参入，小便闭亦可通清。

处方：桂枝或肉桂2.4克，瞿麦9克，琥珀0.15克，乳香9克，桃仁9克，生牡蛎12克，蚯蚓9克，木通3克，车前子9克。

功能清热，疏利膀胱，行瘀利水，消肿。

对口位在项凹处，后枕之下视之明。

穴位在头后项部，后枕穴之下凹处，即为对口穴。

内为颈椎揭枕骨，中行是属督脉经。

内颈椎与枕骨相接之处，足太阳膀胱经。

两旁还有太阳脉，重伤背痛及酸筋。

饮食难下口流涎，言语模糊说不清。

头痛难举体无力，眼目昏花视不明。

有伤对口穴，督脉与足太阳脉，上脉俱损而引诸阳，故有上述之症状。

重者伤死难医治，轻可投药羌活君。

防风香附丝瓜络，麻杏芎归与茯苓。

处方：羌活6克，防风6克，制香附9克，丝瓜络6克，炙麻黄6克，桔梗9克，川芎9克，桂枝2.4克，白茯苓6克。

功效通经祛风，行气散瘀，益脑。

耳后之位是大穴，属于少阳之胆经。

手少阳胆经所分布。

入内乃是脑之居，若伤入里必昏沉。

大脑之居，伤引及脑，故有昏沉之症状。

口吐白沫连喷血，目暝耳聋不知身。

脑伤之引，肺气阻绝，气则上逆，而口吐白沫矣。

重者若有脑浆出，热蒸脉数似大蒸。

脑伤重症，险恶者必死。肺绝气急，故而脉急，热增加矣。

见此之证难救治，轻者亦是作昏沉。

入内则及脑，故难治。受伤不重，而经络之引，或脑之受震，故有昏迷之症状也。

项不能旋头难转，耳内更有气促声。

足太阳经受伤，故有项强之症出现。足少阳经交目耳，耳中气滞不通，故耳闭或耳鸣矣。

此证还可下汤药，菖蒲连翘柴胡君。

川芎当归白芷入，再加麝香藤附灵。

处方：菖蒲9克，连翘9克，柴胡9克，川芎9克，全当归9克，白芷9克，麝香0.15克（吞服），钩藤9克，生白附2.1克。

服药后有护脑通窍、散风聪耳、行气化瘀之功效。

命门两侧为腰眼，胸椎之下两旁筋。

第2腰椎之下为命门，命门两侧子筋之侧，为两腰眼穴是也。

内为肾脏之所居，外属太阳膀胱经。

若有重伤腰子落，发笑实要命归阴。

肾为水脏，水脏绝，则水不能制火，火炽故发笑而亡命。

或是见证双足木，死症亦是随之临。

肾脏和肾脏之部位有伤者，下肢神经有所折断，故两足麻木不仁之症状出现。

伤者如有一足木，小便不禁或不行。

肾脏一侧受伤，引起一足不仁。肾为水脏，水谷循下焦而渗入膀胱，肾有所伤，不能渗化，肾与膀胱相为表里，故有小便不禁或闭而不通之症状出现也。

有兼大便燥结者，愈后多有后遗症。

因伤内引大肠，大肠有所发热，故大肠内燥矣。肾脏有伤，足发麻木不仁者，治之有所见效。但必有小便不禁、手足往往似如风疾之后遗症，重则双足均麻木不仁，虽当时不致死，但十难效一，绝命期限不一。

轻者可损足无术，杜仲大茴破故纸。

沉香羌活骨碎补，乌药甘松与细辛。

通利小便兼除赤，木通泽泻猪茯苓。

处方：杜仲9克，大茴香6克，补骨脂（破故纸）9克，沉香3克，羌活6克，骨碎补9克，乌药9克，甘松4.5克，细辛3克，木通9克，泽泻9克，猪苓、茯苓各9克。

上药功能补肾祛风，行气散瘀，通行小便。

两腰之间命门穴，腰椎之下穴的真。

即为腰眼部之中，第2、第3腰椎骨间为命门穴。

两旁经属太阳脉，中行是属督脉经。

两旁乃足太阳膀胱之脉所行，中央是督脉所行。

重伤此穴定昏沉，扣拿腰弦不能醒。

重伤此穴，内引督髓上达入脑，故有绝命之危。

若是髓断足麻木，病证如同两腰症。

髓若有断，足之神经知觉无反应，症状与腰眼重伤者相同。

轻者治法同腰病，益脑原麝川芎临。

原麝香0.15克先吞服，川芎6克，合入腰眼穴伤的方剂中煎服之。

背部还有灵台穴，位居之处背中心。

内为胸椎六七椎，经络属于督脉经。

两旁之脉太阳走，入内是为肺脏金。

穴位在背心处（灵台穴），入内即在第6、第7胸椎之间，中属督脉经，两旁属足太阳膀胱经分布，内为肺脏所藏。

若有受伤头腰疼，上肢无力项强筋。

督为太阳脉，伤之上引头脑，故头痛项强，筋挛。下引腰间，故腰脊痛，足软弱。太阳经受伤，引肩胛，故上肢无力酸麻矣。

头昏眼花胸中痛，咳逆痰嗽肺热蒸。

太阳经本经病变致头痛眼花，入内引肺，故肺热而咳，兼有胸前疼痛和闷督也。

治之先宜清肺心，祛风之药太阳经。

羌活麻黄不可少，桔附狗脊与威灵。

秦艽沉香台乌药，王不留行可通经。

处方：羌活6克，炙麻黄6克，桂枝2.4克，桔梗9克，制香附9克，狗脊9克，威灵仙9克，秦艽9克，沉香3克，台乌药9克，王不留行9克。

上药功能清肺祛风止咳，益肾护脑，行气散瘀。

极下是为尾骶穴，尾骶之穴后阴邻。

后阴之上尾骨之处，乃尾骶穴是也。

经络之属为督脉，伤重上引入脑筋。

此乃督脉所行，重伤上引入脑者，而症危矣。

当即昏厥或致命，大便直流难保身。

重伤者当即丧命，大便直流不收者亦亡，此谓阳伤后脱之危证，故而不收而命亡也。

轻者头昏腰脊痛，肢体无力步难行。

督脉有伤，诸阳受应，故肢体无力，腰脊至头疼痛，两腿脚浮软，步履艰难矣。

伤者更有便难解，大黄枳实利便灵。

田七川乌五加皮，杜仲碎补木香沉。

乳香然铜俱加入，伤轻服此可轻身。

尾骶受伤，直肠下、肛门受应而有瘀化热，故而大便燥结难下矣。

处方：大黄9克，枳实9克，田三七6克，制川乌4.5克，五加皮9克，骨碎补9克，杜仲9克，广木香4.5克，沉香3克，乳香6克，自然铜3克。

上药具有益肾护脑、祛风散瘀、行气镇痛、利便清热之功效，故身自轻矣。

海底之穴二阴间，重伤则有二便淋。

前后二阴之间，俗名谓之沟子筋，经络之属为任脉，穴位之属则任督两脉经，因任与督相交之处，伤重者二便均不收，故致后脱而亡命也。

当时厥者死难救，轻者急救利二阴。

大小二便因伤闭，药用川楝与猪苓。

木通升麻小茴香，大黄桂枝用之灵。

因伤瘀滞而化热，故二阴窍闭塞不通，治先清利二窍为先。

处方：川楝子9克，猪苓9克，木通6克，升麻3克，小茴香9克，大黄9克，桂枝2.4克。

功能清利大肠膀胱之热气，行瘀散，二便通利，故痛苦自轻矣。

人身穴道多复杂，各自都有所属经。

全身之穴道，都各有所属的经络。

穴道症状大意说，用药大概亦说明。

处方还须酌加减，破瘀行气责令行。

"四十四穴损伤"，因受伤病势不一，有偏左偏右，或上或下，患者体质有强弱，年龄有大小，时分寒暑，地分南北，伤损有轻重，妇人更别其经前经后与怀孕等原因不同，症状各异。至于处方用药，必须随证加减，气滞瘀凝者，尤宜参用行气破瘀之药，切忌壅腻之品，总以灵活运用为要。

附：

1. 十二时辰气血流注歌

寅时气血注于肺，卯时大肠辰时胃。

巳脾午心未小肠，膀胱申注肾酉汇。

戌时包络亥三焦，子胆丑肝各定位。

2. 血头行走穴道歌

周身之血有一头，日夜行走不停留。

适时适穴若伤损，一七不治命要休。

子时走往心窝穴，丑时须向泉井求。

井口是寅山根卯，辰到天心巳凤头。

午时却与中原会，左右蟾宫今主床。

凤毛属中屈井酉，丹背俱为戌时位。

六宫直等亥时来，不欲见博斯为贵。

3. 十二时辰用药歌

（1）子时血络

子时血气正朝心，人睡如同去归阴，肺与大肠相表里，巳行诸脏气乃清。

注入四肢血脉，是动是何时辰？血走于何处去？倘对应时辰四络受损，发病之时，必有子时与午时潮热相对（子时受伤却少见），三日咳嗽吐血、胸闷心痛在午时所相对，内服煎剂。

处方：朱茯神9克，肉桂6克，柏子仁6克，母丁香6克，石菖蒲3克，田三七6克，川贝母4.5克，川郁金9克，茜草4.5克，延胡索6克，红花4.5克，紫荆皮4.5克。加麝香6克，共研细末，每天吞服9～12克，黄酒进服。

（2）丑时血络

天庭穴正在缝中，只怕破头受伤风，若然伤风身寒冷，任是妙药难为功。

血走天庭，头遇破伤者，因伤被袭和发肿，到未时潮热，若震荡脑者，治以安髓散。

处方：干姜9克，香白芷9克，僵蚕3克，鲜石斛9克，茜草6克，川芎6克，藁本6克，当归6克，羌活6克，泽兰4.5克，加田三七6克（吞），煎服。

安髓散：川芎9克，生白附6克，香白芷9克，炙甘草2.4克。共研细末，每天吞服9～12克，黄酒送服。

（3）寅时血络

架梁穴在眉心中，受伤不宜寅时宫，血似泉涌如箭射，心惊肉跳要送终。

血走眉心，申时潮热。

处方：生白附3克，天麻6克，川芎6克，香白芷9克，茜草6克，甘草3克，潞党参6克，土鳖虫6克，炙黄芪9克，骨碎补9克，紫荆皮6克。

（4）卯时血络

血走轮流在卯时，只怕此刻伤破皮，人事昏迷血似箭，扎压血管即可愈。

血走太阳、太阴，酉时潮热，以扎压血管先治其血。

处方：川芎6克，香白芷9克，羌活、独活各6克，防风6克，骨碎补9克，荆芥炭9克，土鳖虫6克，泽兰6克，炙甘草2.4克。

（5）辰时血络

井前穴在耳丛中，辰时受伤七窍通，鼻流鲜血牙关闭，任用妙药要归终。

血走两耳，受伤即聋，戌时潮热。

处方：桂心4.5克，石菖蒲6克，原麝香1.5克。共研细末，吹鼻用。盛入瓶内，勿泄气。

五仙丹：石菖蒲15克，丁香15克，川芎18克，柴胡6克，田三七15克。加麝香1.5克，共研细末，每天吞服3～9克，黄酒送下。

（6）巳时血络

巳时血上气带炙，彪手打得咽喉翻，手里妙药都难救，轻手奚使回生丹。

处方：桑寄生6克，锁阳（醋炒）9克，石燕（煅）3只，小茴香6克，土鳖虫9克，海马1对，虎胫骨6克，自然铜9克，麝香1.5克。共研细末，每天吞服6～12克，黄酒送下。

（7）午时血络

血脉轮流在午时，不宜掌心破了皮，人事昏迷血似箭，血落莲花不可医。

血走掌心，通于心之大会，心主血，手重伤，子时潮热。

处方：当归尾9克，自然铜9克，桂枝6克，川牛膝6克，紫草6克，桑白皮6克，石菖蒲9克，青木香9克，虎骨3克，商陆6克，加黄酒引。

（8）未时血络

未时血海挂傍前，内以蟾宫二相连，此皮若是受损时，虽用妙药难保全。

血走二腑，伤重当时吐血，丑时发热。

处方（回生长命将令方）：制川乌15克，生姜6克，苍术15克，肉桂15克，红花15克，制草乌15克，大茴香6克，当归15克，苏木15克，泽兰15克，木香9克，姜黄15克，酒白芍15克，土鳖虫9克，生麻黄9克，穿山甲（代）15克，田三七9克，麝香15克。共研细末，每服9～15克，黄酒送下，每天服2次。

（9）申时血络

申时血海在尾宫，二十四节气皆通，受伤两腿俱难坐，通气下血大便中。

血走尾际骨，腹内血胀，寅时潮热。

处方：三棱6克，莪术6克，桃仁6克，枳壳6克，姜黄6克，红花3克，茜草6克，苏木4.5克，田三七6克，广木香6克，当归尾6克，加黄酒引。

（10）酉时血络

酉时血海在丹田，涌上血箭不知痛，患处快把药急敷，内服凉血奏奇功。

血走脐下小腹作胀，卯时潮热，急投凉心止血剂。

处方：田三七6克，生地黄12克，蒲黄炭9克，当归9克，川芎6克，焦栀子15克，小茴香6克，犀角（代）2.5克（先煎，另服）。

（11）戌时血络

铜壶滴漏在戌时，犹如小肠经淋漓，受伤须宜早服药，炒热早谷暖腹脐。

处方：白芷9克，猪苓9克，补骨脂9克，泽兰6克，车前子9克，牡丹皮9克，乌药9克，小茴香6克，自然铜9克，广木香6克，制香附9克，沉香末2.4克（吞服），加红枣5枚，黄酒引。

（12）亥时血络

涌泉穴上历石旁，受伤之人面肌黄，踏行一步都难过，十二经络效相当。

血走足底心，涌泉穴通于心经，四肢酸软，巳时潮热。

处方：紫荆皮3克，川牛膝6克，宣木瓜9克，川郁金9克，石菖蒲6克，细辛3克，五加皮6克，桑寄生6克，狗脊9克，猪牙皂4.5克，大活血藤9克，泽兰6克。

以上十二时辰血络歌，运用之妙效如神。

第六章

临床验方

黄乃聪先生在数十年的骨伤科临床实践中，依据历代医家治疗骨伤科疾病的方药，结合自己的经验，创制了许多骨伤科方药。因其疗效显著，有些至今在临床上仍得以应用，现介绍如下。

一、内服方药

（一）煎剂

1. 骨伤内服基本方

黄乃聪先生对全身伤损或骨折而体质正常者，局部有瘀肿（皮下出血）或有表证创伤外出血者，以破瘀行气汤主之。

处方：当归6～12克，赤芍、白芍各3～9克，京三棱3～9克，桃仁、杏仁各6～15克，红花3～9克，槟榔6～12克，秦艽3～9克，广陈皮3～9克，乳香3～9克，没药3～9克。

随证加减：①头部受伤时加用天麻、荆芥、防风、羌活、独活、白芷（严重时用麝香）；②胸部受伤加用枳壳、桔梗、柴胡、鳖甲、青皮、川郁金、白芥子、佛手花或片（严重时用麝香）；③胃脘部受伤加用厚朴、高良姜、附子、焦白术、砂仁、豆蔻、公丁香、佛手片或花；④腹部受伤加用莱菔子、大腹皮、枳实、泽泻、广木香、香附子（严重时用沉香）；

⑤背胛部受伤加用台乌药、威灵仙、骨碎补；⑥腰部损伤加用杜仲、怀山药、大茴香、小茴香、补骨脂；⑦臂部受伤加用桂枝、桑枝、五加皮、土鳖虫；⑧足部受伤加用海风藤、宽筋草、防己、生薏苡仁、宣木瓜、川牛膝；⑨小便不利者加用琥珀、车前子、猪苓、泽泻、地龙；⑩大便不通者加用生大黄、枳实、玄明粉。

随证加减歌诀：

头部天麻芷，荆防配合医。

两手桂枝主，并用五加皮。

胸前加枳壳（左胸胁枳壳、右胸胁肉桂），桔梗不可离。

两胁柴胡进，鳖甲与青皮。

背胛须乌药，灵仙效更奇。

腰部用杜仲，怀（怀山药）故（破故纸）大茴宜。

胃脘加厚朴，良附可用齐。

肚腹如膨胀，枳壳蒎子大腹衣。

两脚不能移，枫（海枫藤）筋（宽筋草）薏苡木瓜皮。

2. 腰痛汤

黄乃聪先生所创的腰痛汤，治疗腰椎间盘突出，疗效显著。

处方：当归10克，酒白芍10克，赤芍10克，川芎10克，川牛膝15克，制延胡索10克，盐续断15克，补骨脂12克，杜仲15克，蜈蚣2条，泽泻12克，鬼箭羽10克，炒王不留行10克，木瓜15克，木香10克，红花5克，甘草3克。

方解：其组方是在四物汤基础上加减衍生而来。四物汤中减去甘温厚味的熟地黄，以当归补血和血，白芍养血和营，川芎活血行气，加补骨脂、杜仲补益肝肾，延胡索、蜈蚣行气解痉止痛，鬼箭羽、王不留行、红花活血止痛，木瓜舒筋活络，泽泻利水，牛膝引血下行，使药力直达病所。诸药合用，共达祛瘀通经、缓解腰痛等症状的目的。

现代药理研究表明，上述这些药物可通过改善血液循环，增加腰部血供，调整腰椎和周围软组织的相互关系，使腰椎的生物力学达到平衡，减轻或消除硬膜囊神经根压迫刺激症状，缓解疼痛，并可松解病变相应节段应力的腰椎运动节段，缓解压力，改善小关节错位和失稳等情况，使患者腰部的疼痛和不适症状得以缓解，消除下肢麻木症状。笔者等人曾以黄氏腰痛汤治疗腰椎间盘突出症，选择2016年4月至2017年12月在金华市中医院就诊的腰椎间盘突出症患者120例，诊断参照胡有谷主编的《腰椎间盘突出症》中的相关标准，随机分为治疗组、对照1组和对照2组，每组各40例。治疗组通过辨证分析后给予黄氏腰痛汤，每剂水煎2次，共取汁约500毫升，分别于早晨与午后各服1次，共3周。对照1组给予卧床休息，口服止痛药物布洛芬，共3周。对照2组给予神农镇痛膏药外敷患处，共3周。疗效判定采用视觉模拟评分表（visual analogue scale, VAS）。采用一条10厘米的标尺刻上刻度，两端分别标"0"分和"10"分，"0"分表示最剧烈的疼痛，治疗前后在标尺上直观模拟出疼痛刻度值，求得治疗前后每次得分（共10次）各自相加后的总体均数及标准差。症状、体征、功能临床评定采用日本骨科学会（Japanese Orthopaedic Association, JOA）制订、1994年国际权威骨科杂志推荐的"下腰痛评分标准"，内容包括腰痛是否完全消失、是否恢复正常工作及体征（椎旁压痛、直腿抬高试验）两项结果，按照阳性或阴性的病例数作为观察与比较的指标。结果表明，治疗组VAS疼痛积分和JOA评分优于对照1组和对照2组（$P<0.01$），提示运用黄氏腰痛汤治疗腰椎间盘突出症的疗效明显确切满意，适合在临床上推广使用。

资料来源：黄立毅，邢滔，何永军. 黄氏腰痛汤治疗腰椎间盘突出症的临床疗效分析［J］. 浙江临床医学，2018，20（12）：2045-2046.

3. 破血消肿汤剂

处方：羌活、防风、肉桂各3克，苏木9克，柴胡、连翘、当归各6克，水蛭（炒去烟）6克。

用法：煎服，每日1剂。加麝香少许，加黄酒引。

适应证：伤科中各类肿胀，包括骨折、脱臼等。

4. 活血顺气何首乌汤

处方：何首乌、生地黄各9克，全当归、赤芍、白芍、白芷、乌药、枳壳、防风、炙甘草、川芎、陈皮、香附、紫苏叶、羌活、独活、桂枝、薄荷各3克。

用法：煎服，每日1剂。

适应证：伤损、肌肉拉伤等。

5. 调经散

处方：川芎、陈皮、全当归、酒白芍、黄芪各4.5克，青皮、乌药、熟地黄、乳香、茴香各3克。

用法：煎服，每日1剂。

适应证：经脉损伤。

6. 当归补血汤

处方：全当归、川芎、生白芍、熟地黄、防风、连翘、羌活、独活、乳香、白芷、续断、杜仲各等分（气虚者酌加人参、白术、黄芪）。

用法：煎服或研为散剂，黄酒送服，每日1剂。

适应证：骨折后期或愈后调理。

（二）丸剂

1. 止痛剂

处方：当归、川牛膝、川芎、炒地黄、赤芍、白芷、羌活、杜仲、川续断各30克，肉桂、八角茴香、乳香、没药各15克，南木香、丁香、沉香、血竭各6克。

用法：共研细末，每服6～9克，黄酒吞服。

适应证：伤科中各类疼痛，包括骨折、脱臼等。

2. 补损续筋丸

处方：当归15克，川芎、酒白芍、熟地黄各9克，广木香、牡丹皮、乳香、没药各15克，骨碎补、自然铜、红花、血竭各9克，朱砂15克，丁香3克，人参30克，虎胫骨60克，古铜钱3文。

用法：共研细末，炼蜜为丸，每日黄酒送服1～2次，每次9～12克。

适应证：跌打仆坠、骨碎筋断、肉破、疼痛不息等症。

3. 宽筋丸

处方：当归30克，干姜片15克，川桂枝15克，广木香30克，田三七15克，五加皮15克，川续断15克，制附子15克，怀红花15克，炙甘草12克，川羌活15克，大梅片6克。

用法：共研细末，炼蜜为丸，每日黄酒送服1～2次，每次9～12克。

适应证：专治上肢损伤，瘀肿疼痛，或伤后寒湿凝阻，骨节不利等症。

4. 八厘丸

处方：怀牛膝30克，海桐皮30克，田三七15克，狗脊15克，川桂枝15克，豨莶草12克，宣木瓜30克，当归30克，秦艽15克，干姜片15克，制附子15克，大梅片6克。

用法：共研细末，炼蜜为丸，每日黄酒送服1～2次，每次9～12克。

适应证：专治下肢筋络损伤、筋骨疼痛等症。

5. 通气丸

处方：广木香30克，怀红花30克，广郁金15克，蒲公英15克，小茴香15克，甘草12克，当归30克，参三七15克，橘红15克，台乌药15克，公丁香15克，大梅片6克。

用法：共研细末，炼蜜为丸，每日黄酒送服1~2次，每次9~12克。

适应证：治疗胸部损伤、气滞、胸胁疼痛等症。

6. 杜仲丸

处方：杜仲30克，延胡索30克，大三七15克，川羌活15克，当归15克，甘草15克，桂枝30克，公丁香30克，广陈皮15克，干姜片15克，制附子15克，大梅片6克。

用法：共研细末，炼蜜为丸，每日黄酒送服1~2次，每次9~12克。

适应证：专治腰背部损伤，挫气闪腰及陈伤腰痛等症。

7. 接骨丸

处方：紫河车2具，虎骨盆240克，当归240克，熟地黄500克，制乳香、制没药各240克，自然铜（醋淬7次）120克，潞党参240克，土鳖虫240克。

用法：共研细末，炼蜜为丸，每日黄酒送服1~2次，每次9~12克。

适应证：专治一切骨折，或骨折久不愈合，筋骨酸楚无力等症。

8. 健筋丸

处方：肉桂120克，党参240克，紫河车1具，当归330克，白术240克，虎胫骨500克，杜仲240克，猪脊髓10条，熟地黄330克，红花90克，狗脊24克，牛膝240克，续断240克，独活120克。

用法：共研细末，炼蜜为丸，每日黄酒送服1~2次，每次9~12克。

适应证：专治腰部扭伤后，下肢筋骨软弱，运动失灵，经久不愈。

9. 天水丸

处方：山药120克，山茱萸120克，泽泻120克，熟地黄240克，牡丹皮150克，龟甲150克，茯苓120克，地骨皮150克，砂仁240克，麦冬

120克，杜仲120克，海藻120克。

用法：共研细末，炼蜜为丸，每日黄酒送服1～2次，每次9～12克。

适应证：各期骨痨，关节疼痛等。

10. 跌打丸

处方：肉桂240克，广木香500克，土鳖虫500克，当归尾500克，苏木500克，桃仁500克，红花330克，公丁香330克，血竭500克。

用法：共研细末，炼蜜为丸，每日黄酒送服1～2次，每次9～12克。

适应证：专治跌打内外损伤，瘀血疼痛等症。

11. 臂骨丹

处方：原麝香0.3克，川羌活4.5克，当归12克，干姜片4.5克，广木香15克，续断9克，桂枝4.5克，制附子4.5克，田三七4.5克，五加皮4.5克，红花4.5克，甘草6克，大梅片6克。

用法：共研细末，炼蜜为丸，每日黄酒送服1～2次，每次9～12克。

12. 腿骨丹

处方：原麝香0.3克，田三七4.5克，怀牛膝15克，秦艽4.5克，宣木瓜15克，狗脊4.5克，海桐皮15克，干姜片4.5克，当归12克，川桂枝4.5克，制附子4.5克，甘草6克，大梅片6克。

用法：共研细末，炼蜜为丸，每日黄酒送服1～2次，每次9～12克。

适应证：治下肢筋骨疼痛。

13. 胸骨丹

处方：原麝香0.3克，广郁金4.5克，广木香12克，橘红1.5克，当归12克，蒲公英4.5克，红花15克，台乌药4.5克，田三七4.5克，公丁香4.5克，甘草6克，大梅片3克。

用法：共研细末，炼蜜为丸，每日黄酒送服1～2次，每次9～12克。

适应证：治胸胁疼痛、气闷等症。

14. 腰骨丹

处方：原麝香0.3克，广陈皮4.5克，杜仲12克，川羌活4.5克，桂枝15克，干姜片4.5克，延胡索12克，当归4.5克，公丁香15克，制附子4.5克，田三七4.5克，甘草6克，大梅片6克。

用法：共研细末，炼蜜为丸，每日黄酒送服1～2次，每次9～12克。

15. 荔枝丸

处方：荔枝核30克。

用法：研细末，炼蜜为丸，每日黄酒送服2次，每次4.5克。

（三）散剂

1. 肉桂七厘散

处方：桂枝3克，制乳香15克，参三七15克，制没药15克，红花15克，血竭3克，大梅片6克，当归30克，自然铜15克，制附子15克。

用法：共研细末，每日黄酒送服2次，每次3～6克。

适应证：治疗四肢脊椎损伤，瘀积疼痛等症。

2. 五虎散

处方：生川乌12克，生草乌12克，生半夏12克，生天南星12克，巴豆12克。

用法：共研细末，每日黄酒送服2次，每次3～6克。

适应证：治疗肢体宿疾及风寒冷痹。

3. 头痛粉

处方：原麝香0.12克，制乳香15克，田三七15克，红花15克，当归15克，川羌活9克，藁本6克，制没药12克，川芎9克，大梅片0.3克。

用法：共研细末，每日黄酒送服2次，每次3～6克。

适应证：损伤头痛。

二、外用方药

（一）外用膏剂

1. 愈创软膏

处方：冰片0.6克，田三七6克，海螵蛸12克，麝香0.6克，象皮9克，龙骨15克，五倍子12克，生石膏、熟石膏各24克，朱砂6克，硼砂6克，血竭12克，琥珀6克，儿茶18克，赤石脂24克，乳香、没药各18克。

用法：以上药物共研细末，用凡士林调为软膏，摊于纱布上，按比创面稍大些敷盖，每天换药1次。

适应证：断骨戳穿性骨折，或有创口损伤出血的外用药。

2. 接骨软膏

处方：①四猛将，生川乌、生草乌、生天南星、生半夏各15克；②四清凉，生蒲黄15克，生大黄12克，生栀子18克，生黄柏18克；③四辛开，猪牙皂18克，生白附子12克，羌活、独活各12克，细辛12克；④四香窜，广木香12克，丁香12克，制乳香、制没药各15克，沉香0.8克。

配合时令季节，阴阳消长的变化增加药味，春令增加"四猛将"药量50%，并添用红花12克、骨碎补15克、五加皮15克。夏令增加"四清凉"药量50%，并添用甘松9克、姜黄12克、玄参12克、地骨皮12克。秋令增加"四辛开"药量50%，并添用麻黄12克、当归15克、山柰9克、川白芍12克。冬令增加"四香窜"药量20%，并添用樟冰9克、骨碎补25克、苍术12克、白芥子9克。

用法：以上药物共研细末，用凡士林调稠为软膏。根据临床观察，对于骨折、脱位及软组织挫伤肿痛，单纯内服中药，其消肿止痛作用明显逊于外用膏药者。究其原因，黄氏接骨软膏中"四猛将"性味辛热，温经止痛，消肿散结；"四清凉"性味苦寒，清热泻火，消瘀止痛；"四辛开"性味辛温，解毒消肿，祛风止痛；"四香窜"性味辛温，活血散瘀，温中通络。四组药物组合，使损伤局部瘀血得化，肿胀消退，疼痛化解，更运用中医天人相应的理论，根据"用温远温，用热远热，用凉远凉，用寒远寒"之理论，于不同季节调整各药以克制季节对人体本身功能的压制。黄氏接骨软膏直接涂于患处，使药物直达病所，起到活血化瘀、消肿止痛作用。

3. 接骨万应膏

处方：分为甲乙两方。

甲方（用饮片或粗块）：生地黄90克，桃仁90克，紫苏子90克，生麻黄30克，木鳖子60克，苍术45克，玄参60克，猪牙皂45克，生栀子60克，桂枝45克，延胡索60克，骨碎补45克，生香附60克，荆芥45克，土鳖虫60克，白芥子45克，青皮、陈皮各60克，羌活、独活各45克，桑节、松节各240克。

乙方（共研细末）：生川乌15克，当归24克，香白芷24克，细辛12克，生草乌15克，川黄连12克，生天南星15克，薄荷12克，赤芍15克，川白芍22克，生半夏18克，肉桂12克，制乳香、制没药各18克，生大黄30克，生白附子12克，樟冰60克，麝香2.4克。

制法：用麻油10斤，把甲方的药味浸入油里（冬春7天左右，夏秋5~6天）浸毕倾入锅内。文武火熬至药物焦枯，把药渣滤掉，继续文武火熬煎，候至醒油滴水成珠，放入广丹搅匀（每斤油，冬春用广丹150克，夏秋用广丹210克）。然后把乙方的药末筛入油内搅匀，待凉即凝结成膏药。

功能：具有活血止痛、舒筋活络、坚骨壮筋、祛风散寒等功效。经临床应用实践证明，该药膏对于骨折、脱位、软组织损伤和慢性劳损疗效显著。

用法：接骨万应膏经文火加热烊化，紧贴皮肤，再用绷带外包扎即可，能稳定骨折断端，可以减少固定夹板，或提早拆除外固定，有一定韧度，在骨折、脱位治疗中起到一定的制动功效。

临床应用研究：侯苏琳、黄引红自2003年以来，采用黄氏接骨万应膏治疗骨伤科疾病400例，其中男284例，女116例；年龄最大78岁，最小6岁；四肢骨折脱位142人，胸腰椎肋骨骨折107人，软组织挫伤80人，慢性劳损71人；病程最短1小时，最长12年。对照组253例，其中男171人，女82人；年龄最大71岁，最小18岁；四肢骨折脱位76人，胸腰椎、肋骨骨折67人，软组织挫伤65人，慢性劳损45人；病程最短0.5小时，最长10年。治疗时两组病例凡骨折、脱位者均先进行手法整复，合理外固定，并按中医辨证论治给予中药内服。治疗组，软组织挫伤、急慢性劳损病例将黄氏接骨万应膏烊化贴于患处，骨折、脱位处外贴万应膏后进行外固定，对照组则不用。结果显示，治疗组效果为优（7天内患处肿痛消失，单纯软组织损伤功能恢复）108例、良（疼痛显著减轻，肿胀消退1/2以上，单纯软组织损伤功能接近正常）251例、有效（12天后，肿胀疼痛缓解）29例、无效（疼痛无明显减轻）12例，其中有不良反应者（皮肤出现皮疹）5例，优良率89.75%；而对照组效果为优62例、良119例、有效50例、无效22例，其中有不良反应者5例，优良率71.54%。说明对于骨折、脱位及软组织挫伤肿痛，内服中药同时外贴黄氏接骨万应膏，其治疗效果明显优于单服中药治疗者。因黄氏接骨万应膏直接外贴患处，在夏天可能阻碍皮肤透气，有少数病例出现局部瘙痒、皮疹，少数病例使用后出现接触性皮炎，在临床观察中，皮炎的发生率为1%～3%。一旦出现，停止使用，皮疹很快自行消退。发生局部过敏，除有个体差异因素外，可能与膏药制作后火毒未清有关。

资料来源：侯苏琳，黄引红. 万应膏的临床应用及疗效观察［J］. 实用中西医结合临床，2005，5（3）：60.

笔者等人运用黄氏万应膏联合独活寄生汤治疗腰椎间盘突出症，参照国家《中药新药治疗腰椎间盘突出症的临床研究指导原则》，选择腰椎间盘突出症患者147例，随机分为3组。观察组49例，其中男26例，女23例，年龄32～62岁，平均47.5岁；病程1天至5.5年，平均12天。对照1组49例，其中男25例，女24例，年龄35～60岁，平均45岁；病程1天至8年，平均14天。对照2组49例，其中男23例，女26例，年龄34～65岁，平均46岁；病程2天至6.5年，平均13.5天。观察组外用万应膏，撕开透明薄膜，在火上充分加热，使其变软，待微凉后外敷在腰椎旁叩击痛处；同时内服独活寄生汤（当归10克，酒白芍10克，赤芍10克，川芎10克，熟地黄10克，川牛膝10克，独活10克，桑寄生10克，秦艽10克，防风10克，茯苓10克，党参10克，杜仲15克，细辛3克，肉桂心5克，甘草3克）。痛甚加制川乌5克，下肢麻木加生黄芪30克，每剂水煎2次，共取汁约500毫升，分别于早晨与午后各服用1次，疗程4周。对照1组仅给予万应膏外敷。对照2组仅给予独活寄生汤内服。结果显示，治愈（腰腿部临床症状、体征消失，恢复正常工作），观察组14例，对照1组7例，对照2组9例；好转（腰腿部临床症状明显减轻，腰部活动功能明显改善，不影响工作生活），观察组31例，对照1组28例，对照2组27例；无效（腰腿部临床症状、体征无改善），观察组4例，对照1组14例，对照2组13例。总有效率观察组91.8%，对照1组71.4%，对照2组73.5%，观察组与对照两组比较，差异有显著性（$P<0.05$）。疼痛积分，治疗前观察组8.35 ± 3.73，治疗后2.35 ± 0.65；对照1组和对照2组治疗

前均为7.65±3.56，治疗后2.79±0.32，观察组与对照两组比较，差异有显著性（$P<0.05$）。临床体征，椎旁压痛、直腿抬高试验、股神经牵拉试验等三项阳性率，观察组与对照两组比较，差异有显著性（$P<0.05$）。现代药理研究表明，贴于体表的膏药能刺激神经末梢，通过反射扩张皮肤血管，促进局部血液循环，改善周围组织营养，达到消肿、消炎和镇痛的目的。同时药物在患处通过皮肤渗透到皮下组织，在局部产生血药浓度升高的优势，从而发挥较强的药理作用，并且方中含有刺激性强的药物，经过血管淋巴进入人体循环，也可产生全身性作用。

资料来源：黄立毅. 万应膏联合独活寄生汤治疗腰椎间盘突出症的疗效观察［J］. 浙江临床医学，2015，17（9）：1636-1637.

4. 愈伤贴

愈伤贴是在黄乃聪先生所创制的黄氏接骨软膏的基础上，经过处方整理筛选和剂型革新研制而成的一种新型外用药。方中桃仁、红花、乳香、没药、血竭、蒲黄活血化瘀；川乌、草乌、细辛、丁香温经散寒、通络止痛；延胡索、木香理气止痛；生胆南星、半夏、生白附子祛痰化结止痛；黄柏、生栀子清热凉血、消肿止痛。合用共奏活血化瘀、舒筋活络、消肿止痛之功。黄氏愈伤贴具有含药量大、透皮性强、疗效持久、皮肤刺激少、不易引起过敏等优点，药物通过皮肤直接到达病变部位，药物吸收迅速，加速软组织损伤修复，缩短疗程。临床应用于急性软组织损伤数十年，深受患者的好评。

金华市中医医院邵建萍等研究评价黄氏愈伤贴治疗急性软组织损伤患者的有效性及安全性，采用随机消炎止痛膏平行对照，选择本院2005年5月至2007年5月四肢软组织损伤病例200例，随机分为两组。治疗组100例，其中男56例，女44例，年龄10～70岁，平均（42.3±18.6）岁；平均病程（3.5±0.91）小时；受伤部位中，胸部11例，背部20例，四肢

69 例；病情轻度 6 例，中度 85 例，重度 9 例。对照组 100 例，男 53 例，女 47 例，年龄 11～69 岁，平均（47.9±16.4）岁；平均病程（2.9±0.85）小时；受伤部位中，胸部 9 例，背部 12 例，四肢 79 例；病情轻度 7 例，中度 89 例，重度 4 例。两组性别、年龄分布等一般资料比较，差异均无统计学意义，具有可比性。诊断标准参照《中药新药临床研究指导原则（2002 年试行版）》相关标准。治疗组给予黄氏愈伤贴，对照组给予消炎止痛膏，均贴敷患处，2 天换药 1 次，疗程 16 天。治疗期间两组患者均不使用其他药物，用药后每 2 天复查 1 次，记录症状消退等情况。结果显示，治疗组治愈（症状和体征全部消失，患处恢复正常或积分减少 90% 以上）20 例，显效（症状和体征大部分消失或积分减少 70%～90%，对肢体功能无影响）26 例，有效（症状和体征消失一半左右，肢体功能尚受影响或积分减少 30%～69%）49 例，无效（治疗后患处无明显改善或积分减少 30% 以下，关节活动无变化）5 例，愈显率 46.0%，总有效率 95.0%；对照组治愈 15 例，显效 23 例，有效 51 例，无效 11 例，愈显率 38.0%，总有效率 89.0%，两组比较差异有统计学意义（$P < 0.05$）。治疗组用药后平均起效时间、消失时间均少于对照组（$P < 0.01$）；治疗组无明显皮肤刺激症状或过敏反应，对照组出现皮肤瘙痒 3 例。

资料来源：邵建萍，钱毓萍，林俊宏，等. 黄氏愈伤贴治疗急性软组织损伤临床观察［J］. 浙江中西医结合杂志，2014，24（2）：156-157.

5. 麻油膏

将当年产的新麻油，装在白色玻璃瓶中，晾晒，经过日照，麻油变成白色后，可用于治疗外伤创口和骨髓炎。新鲜伤口清洗、止血、除去异物后，直接将新麻油浸好的纱布覆盖于创面，保持创面潮湿，使分泌物不会被纱布所收。换纱布时创面不会出血，患者不痛苦，新的肉芽不被二次损伤，有助于肌肉组织生长。此膏可减少瘢痕形成，不会产生瘢痕挛缩。

用麻油外敷伤口时，开始创面会有黄色的分泌物（脓液），为正常现象，这是因为结缔组织的基质内含丰富的氨基多糖，能促进创面愈合，同时有润滑和保护创面不受破坏的作用，即使有细菌感染变成脓液，因为创口敞开，引流通畅，不会引起感染。同时渗出液能剥落坏死组织，又能促进肉芽组织生长，还可以剥落皮痂，软化瘢痕，对陈旧伤口、骨髓炎伤口都可以应用。而且麻油治疗创面不会引起皮肤过敏，安全可靠。

6. 祛瘀止痛软膏

处方：①四猛将，生川乌、生草乌、生天南星、生半夏各15克；②四清凉，生蒲黄15克，生黄柏、生栀子各18克，生大黄12克；③四辛开，猪牙皂18克、生白附子、细辛、独活各15克；④四香窜，木香、丁香、乳香各12克，麝香0.6克。

制法：研细末和匀，凡士林调（10%～20%）。

适应证：适用于未破皮的骨折。

7. 拔毒生肌软膏

处方：月石3克，田三七6克，琥珀、象皮、血竭各9克，海螵蛸、五倍子、龙骨各12克，儿茶15克，乳香、没药各18克，生石膏、熟石膏、赤石脂各24克，头梅、麝香各0.6克。

制法：共研细末，和匀。夏季用凡士林调，冬季用洁净的生猪油捣烂调（5%～10%）。

适应证：适用于破皮创口。

8. 消肿膏

处方：玄明粉1500克，大黄500克，冰片120克。

制法：用凡士林或混合油脂调成膏。

用法：涂于患处。

适应证：治一切肿胀、焮热疼痛等症。

9. 三黄止痛膏

处方：大黄、黄芩、黄柏、芒硝各30克。

制法：共研细末，加凡士林适量调膏。

适应证：治损伤瘀血阻滞，疼痛肿胀等症。

10. 紫金膏

处方：紫荆皮120克，芙蓉叶120克，大黄120克，当归120克，川乌120克。

制法：共研细末，加凡士林适量调膏。

适应证：治损伤瘀血化热而肿痛者。

11. 接骨膏

处方：生大黄90克，紫荆皮90克，骨碎补90克，制乳香90克，制没药90克，五灵脂60克，海螵蛸60克，桑白皮30克，白及30克。

制法：共研细末，加凡士林适量调膏。

适应证：专治损伤骨折筋伤、瘀肿疼痛等症。

（二）外用散剂

1. 七龙散

处方：田三七6克，地榆炭15克，生石膏15克，龙骨15克，地骨皮15克，马勃9克，象皮3克，黄芩15克，生大黄15克。

制法：共研细末，以凡士林（或生猪油捣烂亦可）调成软膏，摊纱布上。

用法：衡其面积大小贴敷。

功能：消炎止血。

2. 止血剂

处方：猪毛（烧存性）30克，卷柏炭180克，白及炭、地榆炭各12克，焦栀子30克，侧柏叶12克，生石膏、熟石膏各240克，藕粉240克，荞麦粉240克。

制法：共研细末，用消毒棉花纱布包好，稍温调植物油。

用法：盖于破口上包扎，稍加保护，疗效良好。

功能：消炎止血。

3. 冰硼散

处方：冰片3克，海螵蛸6克，生黄柏3克，硼砂3克，生大黄15克，槐花12克，儿茶15克，地黄炭30克，乳香、没药各18克，象皮18克，龙骨15克，焦栀子9克。

制法：共研细末。

用法：与七龙散同。

功能：生肌收口。

4. 刀口生肌散

处方：象皮、龙骨各9克（有毒者加轻粉3克），枯矾9克，血竭6克，赤石脂6克，麝香0.3克，补骨脂6克，乳香、没药各9克，文蛤3克，儿茶3克，琥珀3克，广腊3克。

制法：共研细末，罐瓶盛存，随时候用。

5. 消泡散

处方：百草霜9克，冰片1.5克。

制法：共研细末。

用法：麻油调搽之。

适应证：推压或夹压引起水疱者。

6. 万灵丹

处方：肉桂15克，公丁香15克，田三七15克，小茴香15克，广木香15克，山柰15克，川花椒15克，辛夷15克，白胡椒15克，寒水石30克。

制法：共研细末，盛入瓶内，勿泄气。

适应证：为伤科膏药所加药粉，有活血通经、散寒止痛等作用。

7. 透骨丹

处方：麝香3克，梅片6克，肉桂15克，朱砂6克。

制法：共研细末，盛入瓶内，勿泄气。

适应证：为通达腠理之深部损伤之药粉。

8. 加味七龙散

处方：田三七3克，龙骨、地骨皮、黄芩、生大黄、地榆炭各9克，生石膏24克，马勃4.5克，象皮6克，姜黄15克，硼砂2克，冰片0.6克，原麝香0.3克。

制法：共研细末，盛瓶内，勿使泄气。

用法：创口清洁后，拭干，随即将药粉薄掺敷之，每天3～4次。

适应证：掺敷于疮口，防治气性坏疽。

9. 黛梅散

处方：青黛12克，梅片6克。

制法：共研细末，临用时以凡士林或麻油调成软膏。

用法：摊纱布上，衡其面积大小，贴敷烫伤面上。

适应证：开水烫伤。

（三）外用水剂

1. 伤药水

黄氏伤药水以18味主药组成，配方与接骨软膏相同。将以上药共研细末，以1∶5的比例用60度烧酒浸泡3周，即可使用。酒精能溶解大部分有机物质和植物成分如生物碱及其盐类、苷类、挥发油、树脂、鞣质及其有机酸和色素等，其毒性较其他有机溶媒小，作为伤药水的溶媒有利于处方主药成分的浸出，并且借助酒精的活血挥发性能，加速局部血液循环及药性的挥发。在临床应用中，伤药水极少见皮肤过敏、皮肤刺激反应，偶见皮疹，发生率为0.05%，停药后即能自愈。黄氏伤药水系外用药，禁止内服，皮肤破溃者不得使用。

黄引红总结1998年上半年采用黄氏伤药水治疗骨伤科疾病400例，其中男212例，女188例；年龄最小14岁，最大82岁；四肢骨折脱位126例，软组织挫伤和慢性劳损274例；病程最短半小时，最长10年。对照组283例中，男195例，女88例；年龄最小5岁，最大75岁；四肢骨折脱位123例，软组织挫伤和急慢性劳损160例；病程最短半小时，最长10年。两组病例均由于外伤造成骨折、脱位和软组织损伤，损伤局部均有不同程度的疼痛、肿胀、功能障碍。两组病例，凡系骨折、脱位者均先进行手法整复，合理外固定，并按中医辨证论治方法予以中药内服。治疗组，对于软组织挫伤、急慢性劳损病例，将黄氏伤药水搽于患处，或棉花湿敷，每日2次；骨折病例，搽伤药水，外固定不拆除。对照组，不用伤药水，其他治疗与治疗组相同。结果显示，治疗组400例中，优（3～6天肿痛消失，功能恢复）158例，良（7～9天肿痛消失，功能恢复）215例，有效（10天后，肿痛逐渐消失）22例，差（肿痛超过2周未消失）3例，有不良反应（皮肤出现皮疹）2例，优良率为93.25%；对照组283例中，优98例，良109例，有效56例，差20例，无副作用。优良率为73.14%。两组比较，差异有显著性（$P<0.05$）。

资料来源：黄引红. 伤药水在骨伤科疾病中的临床应用［J］. 浙江中医学院学报，2000，24（5）：41.

2. 忘痛喷剂

处方：生天南星15克，生半夏15克，白芷15克，细辛3克，甘松3克，山柰12克，生白附子12克，羌活、独活各12克，生草乌12克，生川乌12克，樟脑2.4克，麝香0.6克。

制法：共研细末，浸于60度白酒1500毫升中，塞瓶勿泄气。

用法：叫痛时，以药棉蘸此剂，使患者嗅1次，再痛再嗅，自能定痛。患者受伤叫痛及正骨手术和包扎时，一嗅此剂，顿忘痛楚，效验良好。

3. 治伤筋断骨后筋挛肌肉萎缩洗方

处方：艾叶、生姜皮、生白附子、肉桂各15克，紫苏、枳实、白芷、生黄柏各9克。

制法：加葱白头7个，煮开。

用法：后趁热洗之。

适应证：治伤筋断骨后筋挛，肌肉萎缩。

4. 五黄散冲洗剂

处方：生黄柏、黄芩、黄连、生栀子各9克，生大黄6克。

制法：加葱白头7个，煮沸去渣。

用法：冲洗创口及周围血肿组织。

适应证：疮口冲洗，防治气性坏疽。

注意事项：①血肿灼热，流出的血色呈鲜红或深红者，冲洗剂待凉后再用；②血肿较甚，肢体麻木，流出的血液呈暗紫色，趁温热之际冲洗。

附：翕如膏综合疗法

翕如膏综合疗法为内服、外敷综合疗法特别适合少年儿童及年老或体弱多病的骨折患者，这些患者往往因震荡游走，断骨长生愈合力减低，影响长新，而旷日持久，不能达到满意接合效果。为了促进新骨愈合及功能恢复，须采用内服、外敷结合疗法，是极其重要和关键的。利用药物，配合营养，针对上述两类患者，采用上法来促进其生理功能，起了预期或早期接骨功能的作用。

1. 外敷——翕如膏

处方：海龙9克，象皮9克，龙骨12克，虎胫骨9克，儿茶9克，骨碎补12克，血竭9克，梅片3克，乳香、没药各9克，麝香0.6～1.2克。

制法：共研细末，盛瓶听用（勿泄气）。

用法：幼少年或体壮者，配用老母鸡一只，老年或体弱者，配用新公鸡一只。把活鸡拔去羽毛，随即切取肉块（剔骨），捣烂如肉酱状，加适量面粉、黄酒调和，做成肉饼状（发热加白糖），薄摊于纱布上，将外敷的药末撒敷肉饼上，同时将断骨矫正，随予包扎于周围，然后再用适当的夹板或硬纸片固定之。春冬7天，暑夏2～3天，秋令4～5天，调换1次。老年和体弱者，连续换药2～3次，配合适度固定和及时矫正术，改用膏药（薄帖）固定至骨痂之上，逐步减除固定的夹板或硬纸片等。幼少年或体壮者，1～2次贴完后，随即改用膏药，配合适度固定和适时减少夹板或硬纸片，给予轻度的关节活动。鸡的内脏和余骨及余肉，烹调佐餐，将食完的全副鸡骨再加鸡蛋壳10个，一并放在干净瓦上，用文火烘烤焦枯，研成细粉，兑入内服生新逐瘀散内和匀。

2. 内服——生新逐瘀散

处方：当归15克，赤芍、白芍各12克，川芎9克，牡丹皮12克，香白芷9克，苏木9克，升麻4.5克，五灵脂9克，血竭9克，大黄12克，冰片1.5克，沉香9克，桔梗15克，佛手片9克，焦白术15克，海马9～15钱，鹿角霜24克（幼少年者不用，改用自然铜24克），生甘草12克，麝香0.6克。

用法：共研细末，同鸡骨、鸡蛋壳末和匀，每天早晚饭后各吞服6～12克，用黄酒送服。小孩或不喜黄酒，可改用稠饭、米汤和蜂蜜调匀送服亦佳。

注意事项：①骨折患者勿要随便妄动，还必须及早医治；②医者首先依据正确诊断（配合拍片），务求断骨按"七上八落"矫治，配合适度固定，勿使游走震荡；③老弱少壮，贵乎分别给予治疗，随需随给，随证施治，灵活运用，多次矫正，保持断骨平正姿态；④发挥综合疗法优势，依赖内服、外敷，矫正固定，借药效破瘀行气，并给予筋肉皮骨足够的滋养，配合食养，俾瘀清伤愈，而断骨亦随之顺利地愈合矣。

【典型病例】

1. 患者，男，14岁。1951年冬季右肱骨折断，在杭州医治未坚固，后又不慎撞木，致新生骨痂又断，经久医治，肿退痛除，然断骨游去滑动，形似假关节，已有5个月之久。经施用翕如膏综合疗法，更换3次膏药（薄帖），前后约5个星期，断骨愈合坚固，除去固定纸片，可以进行关节活动，并且可练习擦桌扫地等轻微动作。

2. 患者，男，58岁。1956年翻拆旧屋时被大梁压断左大腿骨，经医治植入钢板，因第一次的钢板生铁锈拆除，以石膏绷带固定6个月，而断骨未愈，断口骨游滑不能长新前后达10个月而来门诊。经采用翕如膏综合疗法，更换4次，而后改为贴膏药，约40天后断骨坚定，不会游走，再10天后勉强能多行，进而缓慢顺利地病愈。

附录

黄乃聪先生手稿

传染病讨论题 中医师进修班第二组

(一) 白喉是怎一个病？有那些合併症？

答：白喉是由白喉桿菌所感染的一种急性传染病。其病状为上呼吸道口腔咽喉部的假膜形成，呼吸困难，喉疼痛，音哑及全身毒血病状，併发症主要有 ① 心肌炎 ② 枝气管性肺炎 ③ 肾脏炎 ④ 神经退化

(二) 白喉的病理变化如何？应怎样治疗和预防？

答：白喉的病理改变是咽喉及扁桃腺粘膜因毒素浸入，致发炎粘膜溃烂，局部形成灰白污色假膜，毒素侵入血液能损害神经及併发心肌炎，肾脏炎等症。

治疗：原列名早诊断早治疗 ① 遇有严重

呼吸障碍窒息状态病人应紧急施行急救切开用氧气

衔再行治疗 ②注射白喉抗毒素这是量一次注射。

预防白喉：①定期注射白喉类毒素硫颈毒素预防 ②隔离病人严密消毒 ③避

针使用动盘产生免疫力

免搬挤及吸入灰尘。

（三）诚述鼠疫的微状治疗和预防？

答：鼠疫是一种急性传染病潜伏期二～三天

病型分三种：①肺鼠疫高热全身淋巴肿呈急性

发热红肿胀痛神昏全身中毒状态 ②肺鼠疫—

主急性肺炎免状患者发高热咳嗽胸痛疫中等

传染病讨论题（2）

中醫師進修班第二組

传染病讨论题

(一) 我们怎样认识传染病？

答：外界病原体侵入人体後生疾病並且能够传染给他人同样致病且具有传染流行之特徵就叫传染病，完（兄）有一定的潜伏期及热型。

(二) 自动免疫和被动免疫的分别？

答：自动免疫分 ① 从母体势时获得的免疫性 ② 由病後得的 ③ 不知不觉间获得的 ④ 注射防疫针。自动免疫是利用抗原使人体产生抗体（抵抗力久长）而被动免疫是直接注射抗体
（疫胡製長）

传染病讨论题（3）

（血清素或血清）使人体增加抵抗力免疫期较短。

（三）怎样管理传染病？

答：黄欢传染病①立即报告当地卫生机关并填具报告卡片 ②隔离病人限制疫病的扩大 ③严密消毒扑灭病原菌切断传染途径 ④喷加抵抗力大规模施行防疫注射 ⑤环境卫生扑灭一切传染之昆虫、灭鼠蝇蚊蚤虱等，做好公共卫生，饮水消毒及卫生宣教工作。

传染病讨论题（4）

中醫逐步走上科學化

我们自入中医进修班以来为期六個月今天是结业之期感想着各位医师所授我们的课程均为现代的医学例如解剖学在过去中医有部分是属于气化解今後可纠正的错误之处又如细胞得知其为无是生物体的基层组织均为细胞所構成又如生理学除却各器官的实质外是由食物营养新陳代謝始有无限潜色的循環内分泌的重要性病理方面在中医揆内竟是根据四时参以辨症凭脈为標準好但搀未能臻達之乘而有进步今有檢尿檢血驗糞發液的物理化学方法未尋找病原搜索病杜可为进一步的證實中医所謂神聖之氣属於

唯心而意的会现代医的病理者展中能重要地位者为伺一面学及免疫力自此我们对於疾病的预防和治疗得到极大的帮助这一切均使我们由进修而领悟到正确的认识我们应逐步走上科学化我更赏悟着中医几千年来难有经验积和要善的治疗法但说理难免常有荒谬之感现代医学脚踏实处能实际些亲那麽我如有心得又当扨据固有的技术上经验上从此科学方式手整理和著揭使我们的中医科学化更可深进一步

一九五三年二月九诸菖少安草

中医逐步走上科学化（2）

头颅重伤〔震脑〕症疗法　　金华城关中医院
　　　　　　　　　　　　　1965年11月　黄巧聪

　　头颅是人的颈等重要之部位，构造精缓，内涵脑髓，督脉经所注。凡一切功能所系，如感受思考、视听饥渴等，尽皆通过大脑的发挥，始能起一切功能和作用。头为诸阳之首，以统全身之帅。盖脑藏而不泻，盈而不溢，故称为奇恒之府。脑动而不震，震则神乱气越，神乱气越则险象恶症，变化莫测，与生命之关系极端重，不言可喻。

　　致病原因：如高坠跌以及其他暴力急迫等所致头颅腔内伤重候"震脑"（亦称脑震盪）重候症象危急，不予及时急救，往往导致亡命或功能残缺和五官不全等，一系列不可挽救的后遗症。设能抢救及时，处理尽得其宜，慎加护理，大多数的重候险症，可以挽救转危为安，并能获得较满意的效果的。

头颅重伤（震脑）症疗法（1）

重候分型

一、受伤险要重候，颅破骨裂，髓流或脑浆七窍不完整或囟出血。厥冷颜面苍白，双目半闭眼或张闭不能自主，瞳神散光不省人事，肢体软如绵，脉象细弱，呼吸微浅如同鱼嘴状出而不收，二便失禁，很快虚脱而亡命。

二、顷刻出现重候，昏象片刻转为恍惚性昏迷状态，心窍出血。口鼻内流黄液和血水，可以考虑颅底骨折裂，颜面㿠白而唇红或目赤，或双目上窜和直视，肢体姜软甚至瘫痪或半瘫痪。或痰阻气促，口涌白沫，高热狂妄谵语，脉象沉而有力，该型症急候重，急泅抢救大有挽回之望；但功能有残缺或五官不完整後遗症

三、头颅受伤，候有"震脑"昏迷状态，面有㿠色，唇红双目紧闭瞳神不散光，脉象弦数

头颅重伤（震脑）症疗法（2）

呼吸急促，肢體敏感而存支架挺勁乃不能自持。口吐白沫偶有狂妄，或語倫反常，或笑容或大聲說痛，或陣汗淋漓，大渴大飲牙咬不舉。

四、頭顱傷損，有"震腦"之候，時而昏迷時而清醒，視物模糊或亂出金花，欲歇腹痛，心神不寧，肢體忽而姜軟，忽而挺勁甚至手亂揮舞足亂踩，熱漸升高大渴暴飲嚼齒，或食進則吐，常見吐蚵或伴有血塊或糊狀或鮮血。

五、頭顱傷損，証候至為錯化吉凶未卜，如傷損"震腦"重候畢露，惡証憑添，傷勢險惡，醫治及時，處理盡得其宜，一系列地有利於增強他的抗托力，漸而正氣皆胜，雖出現昏迷短者幾分鐘，長者甚至2-6天之久，而蘇醒且順利地日益向愈。但亦有恰恰相反者，如受傷當初，雖有"震腦"之候而較緩和，如不及時

头颅重伤（震脑）症疗法（3）

医治或不慎真医治一系列的处理未尽其宜，或不遵医和护理不周。复因伤病之势不断向内侵袭，传变性很大。而致正气渐衰，抗托力益感减弱，遂致不支，突然证变，出现昏厥短者几分钟长者延续到之六天之久长。急须抢救，处理得宜，大多数者得以挽回，转危为安。

治法：

"震脑"之症，来之卒然，候之危急，气迫候刻丧命。治须内服护脑镇静身心，芳香开窍，理损顺气豁痰。内服基本方：

天麻　白芷　防风　荆芥　麝香　苍峰　生白附　橘红　川芎　生白芍　桃仁　葱白须

方药口诀：

头部天麻芷　荆防配合医　麝香苍门子　梅冰亦可施　附橘苍峰红　芎芍桃仁葱。

主方加减法：

(一)症见颅破骨裂折，按序裹罨药物裹紮，徐逼躺卧式镇静，切忌撼摇和妄动，察呼吸、辨七窍，望气色看表情，问吃受伤场地和经过处理以及舌脉伏等，综合症象正气之盛衰，欲计病势之变化，慎加护理防止昏厥，灵活地适应变更，如欹高脑卧或低欹式躺卧等均适善宜。

(二)颅破七窍向出血，颜肢均冷，呼吸衰弱脉象细弱，或肢体软马绵，亟须芳香用药，气以别真参一至三钱（或党参囗）熙苏一钱煎沸囗门子五厘至一分，参汤徐徐灌服。（傥门市缺，以欹梅二至四分亦效）同時针刺十宣並叩捺子筋和肱脛内底侧等神经的敏感部位，並採用"醒苏烟"吹上窍或下窍(即耳鼻或肛门)

(三)七窍出血，恍惚昏迷状態，口鼻内所有

黄液或血水者，应考虑颅底骨折，基本方酌加姜蚕 赭石 山漆 辛夷 苍耳子

（四）头颅伤损，候有"震脑"昏迷状态，面色苍白而色红目自闭照，呼吸急促，口涌白沫，脉象沉弦，偶有语言反常，基本方酌加 生磁石 辰麦冬 白菊花 生远志 西牛黄 琥珀 川贝

（五）颅伤候有"震脑"神志时昏迷，时而苏醒，歌欢服膺，视物乱出金花，肢体挺动时而绵软，或高热手脚偶有挥舞乱躁，或呕吐不得吐，心神不安，基本方酌加生牡决 姜竹茹 半夏姜制 制南星 辰茯神 琥珀 牛黄 沉香 橘红

（六）颅伤出现"震脑"恶症是昏迷状态，注意辨证和保温静止，重视护理，先给灌服牛门

头颅重伤（震脑）症疗法（6）

子至壹至一分，鎺服参或参鬚一二钱 黄芪
五钱 竹沥一盅，待症象一经好转、神志清醒
就进服基本方。又如相反者、颠伤最初、伤势
缓和症候不颢，由於伤症逐渐转化或不断向内
侵袭，正气不旺，抗托力衰弱而敗不支，突然
转症出现唇厥，函以麝香或裁雪丹灌服，待症
象一经好转，进服基本方酌加参秋清矢 黄芪
　佛手柑　熟枣仁　茯神　全蠍　远志　菖蒲
　薄荷　蝉蜕

　　此伤後或伤前病症疑难，在条件可能就次
有关科會诊或结合西医治疗，実多有利挽救
　　　　　　"醒苏烟"处方如下细辛 荠荠
麝香壳　罂粟壳　辛夷　蝉蜕　裁蘇　全蠍
煙件各適义，装於旱煙管，菜油燃点吸煙状吸
满口以皮管塞入口鼻或肛门吹之（罂粟市铁）

头颤重伤（震脑）症疗法（7）

举典型案例 X承才 男 年长 泥水工人 住酒坊巷

严冬雨雪连绵，拾城墙割取模件因失脚跌到城外，昏迷状态，别人抬送到家片刻苏醒。既无力医治又不重护休，复受风邪，第三天卒然发生昏厥，症象危急，语伦反常，"震脑"症险恶于化无疑。亟以麝一分，别直一钱，黄芪八钱煎汤徐徐灌服，妄动吹口鼻，痰沉吹肛门烟枪。一直昏迷四天，小便淋漓，后来排解大便而苏醒，服基本方三剂渐愈。听觉功能六个月才恢复，左眼逐渐痊好，右眼视物不清，嚼食乏劲。

案例(二) XXX 女 六岁 住八咏路

随同儿童爬上石堆的高顶坠跌，当时昏厥，呼吸浅促，双目紧闭，脉沉而细。"震脑"症势危急，颧面苍白而唇赤，麝香五厘 硼完三钱居一日量徐徐饲下，间有手肢挥舞，尿淋漓延续六天。视他倦息地翻身大哭清醒，继而排解大便夹有死蛔，服基本方三剂，不同平人而痊好。

头颅重伤（震脑）症疗法（8）

当归三钱 焦白芍四钱 焦术四钱 北沙参四钱 生熟地各四钱 元参三钱 五加皮三钱 枣仁三钱 只实三钱 乌药三钱 淮山药四钱 佛手片二钱、加红枣一两。该患者始经以中西医结合治疗以来、由危急渐趋缓和，日益地向愈而获得保尚了右臂而愈。

金华城关中医院 于1966年11月日
伤 科 心 传 黄乃聪稿

祖国医学，伤科列为十三科之一，也称为正骨悉金镞科，或痈跌打损伤，通俗称为"伤科"。凡一切内外伤损於肢体之伤患，如皮肉筋胶膜、血管脉络、软组织神经内脏、重要器官以及骨折脱位等，都属於伤科的范围。故伤损之病患有"不内外病"和伤科有"不内外科"之称，而与内外科，均有他密切相关的一科。

先父生前曾告余云：兹以医学一门，各有各的擅长的技术妙造，也祖姜少庭公的"伤科心传"，他的治伤心法、诊查鉴别分类精微、辨证分型、施治准确、用药全面灵活不离，以及自己个人临症点滴经验积累，讲述如下：

（一）伤损致病原因

1、挫伤：由於钝力性之猛触，集中到躯体所发跌打内挫、钝暨碰撞挤压等，多见於身躯。

2、碾伤：被受滑转性之物体、碰触碾压於躯体等伤损之疾患，多见於四肢。

3、震伤：攀登高空坠跌致伤，多见於头胸腹三个腔和重要器官首要部位的"震脑"重候。

4、创伤：由锐利锋刃的物体猛触所致，包括刀

共17页第1页

刀火器槍彈以及石片玻璃、獸咬虫刺等。
5. 骨折：由於跌仆打撻、推拉鈍重压冲對等暴力迫使而成單純、断离散乱、哆開多形多樣的骨断等。
6. 脱臼：由於跌倒碰压冲對、扭扳或急劇地旋轉以及肌腱韌帶强烈的收縮形成的。包括下頷、椎骨、鎖骨、肩胛骨、膀、肘、股、膝、腕掌指、踝蹠趾等骨節。多見於勞力工種和滑利和活動性較大的節関為常見，如老年人之牙関、高空操作者的膀、腕、股、踝等。

二 診断

臨証診查，運用四診八網，但此其他各科畧有不同者，如對某些病者，切診就須摸觸代替。辦別嚴重內傷証候，先注意其重要的部位上、中、下頭顱、胸腔、腹腔三個腔。再分別它的表里陰陽：背面為陽，腹面為陰。再分傷損堅强的部位，或傷势輕淺者為表，傷势沉重或柔軟此主要的穴位，及傷入侵不已而影响內臟者為里。又因傷引起肿氣不宣為陽，引起陰液被刧、大腸燥结、大便苦於难解者為陰。又某些受伤患者、初伤之际、伤势缓和、証象的轻浅、然它的証势、不断地内侵、时入为里証严重。亦有相反地受伤的当初、就显现証象之入里、影响内脏颇似垂危险恶之状态、然而它又逐渐地远托、时化为表浅証象、变迁为轻浅的状态。其証象之传化和变迁、由年龄体质职业嗜好以及饭前饭后同便前便后等、观其伤损主要的部位、察以神色和表情之形态、闻其痛苦之所在、或动作之障碍、详询受伤场地、历史时间同经过处理情形、综合性观察証候群之缓急、作出全面地预计它有无恶患性之存在、然而切其脉搏、摸其受害、量其体温、探测患者的知觉、判别他感受之敏捷或迟钝、以及大小便之通塞、主诉情状、声言之高低、联系起来、达到诊断准确、配全现代仪器帮助诊断、整体观随症论治、针对下药的目的。

　　三、预防

　　按伤损之疾患、致病之因、绝大因素、都由外因所引成的、预防方法较为单纯、措施也便于落实、如高空操作等注重安全制度、特别是生産勞動多項過程當中，定立每個生産環節必須採取勞衛保護制度落實，對傷亡事故，是大大可以避免的。

曲祖姜少庭公對創口傷一症，防止感染十分注意，且採取防治並舉的療法，有歌訣如下：傷在天庭穴正中　謹防併病破傷風　倘然風襲牙關緊　縱有靈丹不見功。

征服破傷猛劑療法要訣：攻克危症破傷風　首赖猛劑一齐冲　羚羊犀角原並用　還須靜室避賊風　珍貴藥品應搏節　好將技術來改革　三錢蜈蚣八錢蜆　七錢蚕蠶三錢蠍　防風白附天南星　麻黄細辛加葱白　歸地天麻勾屯　衣冬元参存津液　營衛氣血猛好從　頤汗淋漓五心徹　君臣佐使五两七　風去牙鬆痙寬釋。四治療法：

1、根據診斷、分別病型、做好准備、清潔消毒、矫絪整復、敷貼藥物、包索固定、運用手術的八法（摸接端提、按摩推拿）。

2、內治要法：益血固竅（即强心）祛瘀鎮痛理氣鬻痰、潤下消炎、清涼生津、利濕退腫、

第 5 頁

、温通托補，以整體觀的內服店外罨、配合了手法並急救等全面有效措施，靈活不拘，隨症療法，重創傷險要証象，多數亦能轉危為安。

3. 主要部位和重証危候，處方用藥，如摔跌身軀的上部着地，或急劇性挫衝於頭顱致呈"腦震"（即腦震盪）腦病諸之肓，一經出現險惡証候，有絕証、危急証、重証之分型，就须謹慎地檢視它的徵象，有的雙目張池瞳神散光，有的雙目半開眼，有的雙目或單眼上竄，有的雙目能自主性緊閉，顏面蒼白，昏迷不省人事或痰阻氣滯，呼吸短促粗桎而聲重，或口如魚吸水狀、或二便失禁，或恍惚性昏迷，變証多端，兩眼直視不轉或斜視，肢體萎軟或強直或抽搐或有混合癰等，多種多樣的証候群，首先有適應的處置和處理，切忌妄動的搬移。測知患者知覺功能性回反映的迅捷准確，以熟練的指趾撫法或以輕柔之木聲旁敲側患等方式，判測知覺功能性的存在，或模糊甚至喪失等，去衡其傷勢之重輕，証勢之緩急變化，速予辨証搶救，亟宜用竅，祛瘀消積导滯，豁痰暢通氣機之劑進服、隨時謹防骨厥。

　　　頭部主傷基本方

當歸　川芎　紅花　桃仁　天麻　香白芷　橘紅　荊芥　生白附　蟬蛻　當門子（頤梅或樟冰）

　　　配摸手法口訣和主體藥：

百會十字划　太陽斜义形　不丁又不八　橫衍一月輪　歇肉探傷勢　心底梗概瞭。

頭部天麻芷　荊防配合匠　麝香當門子　梅冰可奔施　歸芎桃仁皮　蟬紅白附宜。

4、中部傷重候、胸肋骨骨折、間直接影响肉臟、甚至肉臟出血、逆氣上冲、涕痰液中夹有血絲片塊、呼吸迫促、痰阻鼻煽、痛苦萬狀不得動彈、間有瞳神散光者、處方用藥、果决善斷、祛瘀鎮痛、暢氣勘痰、清熱平肝陽。

　　　立基本方如下

當歸　赤白芍　桃仁　紅花　川鬱金　紫菀　川貝　柴胡　鱉甲　田山漆囘　升麻　沉香(吞)

　　　探摸胸肋骨折衍擇法口訣

衍擇法　摸胸腔　乘其虛　按其穴　胸肋折　觸低陷　左氣穴　右血倉　骨裂割　傷肉臟

势缓急 察证象。

5.下部：腹腔重度伤损，主伤的周围，表层现起突肿胀，内则疼痛、其痛表情难忍、站立缩其身而畏露其腹、痛而拒按、卧不倒、倒了则起不来、坐不安、站立挺不直身和腰、症象已危者、亟宜破瘀行气攻下、勿容稍缓。

立基本方如下：

油当归 赤芍 生锦纹 元明粉冲 桃仁 红花 润元胡 槟榔 只实 原麦冬 老酒为引

兹举上列上中下三个腔的主伤和险要的部位、所现之证候危急、复加恶证恙添、险象毕露、能及时救治、针对用药、估大多数的疾患足能转危为安、顺利地治疗、日益向愈告痊。

6.骨折疗治：骨折症象沉重者、如错位多畸形大、治疗处理有效措施、必须掌握"七上甫八茹"候它的肿势由消肿阶段、采取控制、运用多次矫治接纳正骨法、符合规律和治则。一般年精力壮者、在伤损的第一週病中、瘀肿是此日加增的、故称为"七上"期、这期间、约需换药同夹缚固定三次、均采用宽松法(以不鬆緊為度）也就是給瘀血之藴郁，比喻我敵臨陣迎戰的策畧，敵犯我作暫退，這是以利於郁律之氣血暢流，少受阻碍的目的，故稱爲"三讓"亦稱 三反或 三翻。結入第二週的八天左右，瘀腫定是隨日消退的，這階而稱爲"八荅"期，這期間約換藥診查、矯偏整骨折端四次，把夫縛固定、採用緊迫法，（以不麻痺爲度）故稱爲"四猛追"，或 四復。再注意秉氣血脈終軟組織肌肉筋胗萎縮階而、隨時注意骨斷端的滑离敗向錯位，就须採用柔軟之物體，捏塞卡托压、張竹弓 錘沽輪 吊韂璜等牽引，輔矯嘟接，力争条達平正、近乎解剖位置的目的。

凡骨折疾患，在治療處理慎重及時，通過了"七上和八荅"期、運用"三讓和四追"候斷骨端用始長新的程序、罷貼骨折萬應膏（即尊貼）衝其大小潤狭，用貼緊密、該階而不宜換藥（或不宜勤換藥）至于年邁或體弱型以及其他原因之影响者，"七不上和八不荅"之患者，列分別類型而療法（另行专篇講述）縱使斷骨端錯位或哼形大的、大都達到較滿意之療效。

第 9 頁

8. 對四肢骨折、夾縛固定法則：上下關節盡可能固定近于斷骨端的一端，初期之固定，就注重營衛氣血之暢通和少受阻礙，符合"靜中求動"，轉入後期，待斷骨向愈進展期，在盡可能早期採取"動靜結合"的目的，練功活動宜輕鬆柔後地漸進法宜在上午（下午不適宜）順序漸進和增強練功活動的限度。

三、用藥要訣

用藥必用兵、掌握治則、靈活治療、內服外敷、對症用藥、增減有主次分明、有歌訣如下：
頭部天麻芷　荊防配合宜　麝香當門子　梅冰可齊施　兩手桂枝主　羌用五加皮　胸前加只壳（左只壳，右官桂）　桔梗不可離　兩脇柴胡進　鱉甲舞青皮　背胛須烏藥　靈仙效更奇　腰脊用杜仲　淮古大茴宜　胃脘加厚朴　良附可用齊　肚腹必膨脹　卜子大腹衣　兩脚不能移　楓筋薏苡木瓜皮（海楓藤　寬筋草）

（一）頭部主體藥

天麻　荊芥　防風　香白芷　毛獨活　蒿本
生白附　姜蚕　蟬蛻　麻黃　全蠍　當門子

第10頁

欧梅或二梅　樟米　雙勾屯　生牡蠣　生石决

　　（二）胸部主體藥
只壳　官桂　桔梗　尧杏仁　柴胡　鱉甲　青
陳皮　川欝金　三稜　蓬朮　䖟莞　茯苓　白
芥子　川朴　蒼朮　姜半夏　製南星　良姜
橘紅　紅花　佛手柑或花　澤蘭　代代花

　　（三）胃脘部主體藥
厚朴　良姜　姜竹茹　附子　肉桂　砂仁　豆
蔻　公丁香　佛手柑（或花）　焦朮　焦神麯
谷麥芽　鷄肉金　焦楂肉　大小茴　䖟蘇

　　（四）腹部主體藥
梹榔　梹榔壳　元胡　紅花　尧仁　澤蘭　製
香附　大小茴　木香　只實　大黃　元明粉（冲）
地膤草　降香　貢沉香　升麻　肉桂　黃芪

　　（五）背脊部主體藥
烏藥　靈仙　淮山藥　蘇子梗　桔梗　䖟莞
佛手花　代代花　虜皮　骨碎補　生白附　川
欝金　三柰　甘松　川貝母　或浙貝　麝香

　　（六）腰脊部主體藥
生杜仲　淮山藥　破古帋　大小茴　巴戟天

第11頁

肉蓯蓉　枸杞子　狗脊　海馬（或海螵蛸）　呂売
前胡　元胡　梹榔　豬苓　澤瀉　生蔔子
　　（七）臂部主體藥
桂枝　豆加皮　地鱉　全蠍　茯苓皮　姜皮
地骨皮　廣皮　生熟苡仁　防己　生姜衣
　　（八）腿部主體藥
海楓藤　生熟苡仁　宣木瓜　川牛膝　川山甲
紅花　桃仁　獨活　地鱉　肉桂　或桂枝
　　（九）少腹部主體藥
豬苓　澤瀉　澤蘭　生白朮　生草節　車前子
木通　海金沙　琥珀　熟軍　生卜子　木香
地龍（鹽水炒）　酒腹衣　官桂　升麻　芡實
　　（十）津沽液耗大便秘結主體藥
呂売　生錦紋　元明粉（沖）　地薔草　廣木香
大麻仁　郁李肉　蜜糖　雪梨膏　鮮梨　元參
　　　随同季節配合湯引要訣
　　春令"參蘇飲"化裁　蘇葉　陳皮　呂売
前胡　桔梗　製半夏　雲苓片　廣木香　葛根
生甘草　潞党參（或別直參）另煎
　　夏令℃℃結合"平胃散"藿朮　陳皮　厚

第1.2頁

朴　豆蔻　煨姜　甘朴

　　秋令結合"四物湯"　當歸　生白芍　川芎　細生地

　　冬令：結合"五積散"　生白芷　陳皮　厚朴　桔梗　只壳　川芎　當歸　雲苓片　蒼术　製半夏　干薑

　　傷損外用軟膏（俗稱藥餅）

　　外用傷損軟膏組成處方有四個重要層次，和十六味主體藥物如下：

第一層次"四猛將"（亦稱四老虎或四虎將）

　　生川烏　生草烏　生南星　生半夏各三錢

第二層次"四清凉"（亦稱四消炎）

　　生蒲黃　大黃四錢　生芨梔　生芨柏各三錢

第三層次"四辛開"（亦稱四發散）

　　豬牙皂　羌獨活各五錢　生白附　細辛六錢

第四層次"四香竄"（亦稱四走里）

　　丁香　木香四錢　乳沒五錢　麝香三分

　　以上四個層次、十六味主體藥物，共研為細末，盛貯備用，勿使洩氣和受潮。

　　隨同時令季節、伸痛劑量和配伍的加減

冬令：第四層次的劑量酌增5%，再加藥味白芥子、樟米各三錢，紅花、骨碎補、五加皮各五錢。

春令：第一層次的劑量酌增25-5%，再加藥味紅花、骨碎補、五加皮各五錢。

夏令：第二層次的劑量酌增5%，再加藥味甘松三錢，薑黃、元參、地骨皮各四錢。

秋令：第三層次的劑量酌增5%，再加藥味麻黃、山柰各三錢，川芎、寬筋各四錢。以凡士林調棚，臨用時推置紗布上，衡其大小巻敷之。

　　　創傷性外用軟膏（亦稱金槍軟膏）

烏梅或二梅、麝香各二分，田三漆、硃砂、月石、琥珀各二錢，海螵蛸、五倍子、血竭各五錢，生熟石羔各八錢，兒茶、乳沒各六錢，象皮、龍骨各四錢共研細末，瓶貯勿使洩氣。寒冷季節，用潔淨生豬油，酌加白糖搗爛、加藥末調棚，臨用時推置於紗布上，貼敷創傷面。夏秋季節，以潔淨的凡士林，調製為軟膏。本方的藥末，可適用於全年的四個季節的。

　　　損傷"萬應膏"，處方和製法：

第14頁

　　處方"甲"宜用原藥和塊片
細生地　苦參　元參　生梔子　地骨皮　地鱉
木鱉子各三兩　羌獨活　豬牙皂　蒼朮　桂
枝　骨碎補　白芥子各二兩　生香附　五加皮
元胡　青陳皮　檳榔　鬧陽花各二兩半　乳沒
各三兩　蘇子　桃仁　荊芥　生麻黃各二兩
松鄉　桑節各八兩

　　處方"乙"研為極細末
當歸　為白芷　白芨　生川烏　生牛烏　生南
星　生半夏各八錢　赤白芍　細辛　薄荷　肉
桂　生白附　川連　黃芩　川芎各五錢　原麝
八分　樟冰四兩。把甲方的藥料浸入麻油內
純麻油20—25斤（冬九天　春七　夏五天）然而
用文武火熬煎（注意安全）候藥物焦枯撈去，將
適度時醮油滴入水面、油點成球形不化者，退
火候油不沸，把廣丹徐徐篩放入油內攪勻，待
半冷却將乙方的藥末徐徐調入鍋內，待冷却成
為藥油（冬冷每斤油丹五兩　夏秋季七兩）

　　處方"丙"（研末適用局部表皮灼熱型）
薑黃　生黃柏　元參　生軍　薑皮　松花粉各

七钱　川连　薄荷各四钱（随用时加减半中）

　　虞方"丁"研细末（适应皮肉筋枯萎型）
川椒　附子　肉桂　炒艾叶　木香　生白附各
五钱　乳没　炒苏叶各四钱　冰片二分（临用加掺）

　　　　伤科心传小结

　　先父生前尝言，业祖姜少庭公，对伤科技
术妙造，症分轻重缓急，候分表里疾徐，注视
病势之愆怠传变，辨证论治，掌握规律，运用
内外并主的整体疗法，灵活不拘，效验自然卓
著。对伴有创伤之疾患，强调要求"整洁创口
，尽量彻底"具有防治结合的重大含义，亦符
合先贤"上工治未病"。同时审证求因，灸骸
随同气候季节，适应自然环境用药，效验尤宏
。对骨折之患者，错位大、畸形多者，在"七
上内八荡"前后期间，则采取灵活地运用"多
次矫纲"正骨法。夹缚固定，是骨折治疗，重
要措施，控制畸形接纲一项最主要的环节，必
须乘具气血之腠凑程序，运用了"三让四逆"
在固定当中，固定骨节的一端，以达"静中求
动"之目的，诚法令法也。待断骨端挺入适应

第 16 頁

階段鼓勵患者練功活動，動中求靜乃至"動靜結合"，借它生理之刺激，以利長新，含義之深奧，促進恢復固有的功能，有利無弊。分症分型分階段，先後緩急，攻補序循，用藥精確不雜，且重視配合食餌藥酒蛋糖肉類。傷損之前後兼有雜病，亦獲得卓著效驗。某些體弱固疾，甚至反常，以及年萬孕婦等，不能達到平入正常化的"六元區"，往往出現"心不上肺八不落"。就分症分型分別治療不拘（另行分別介紹）

伤科心传（16）

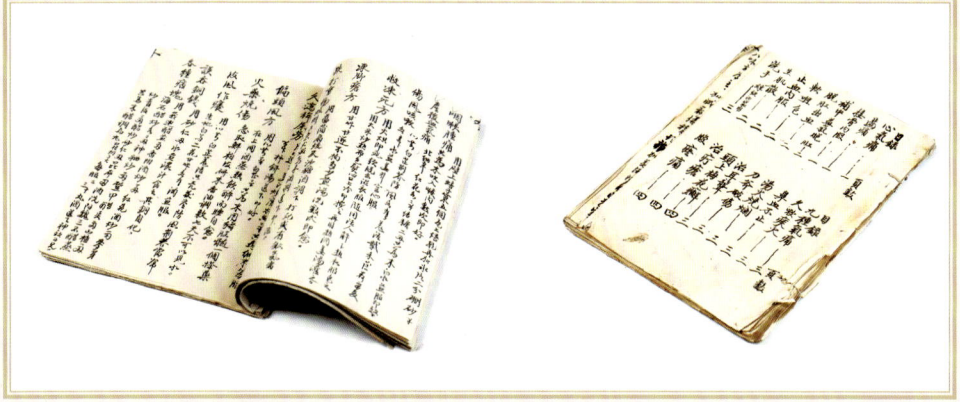

伤科心传-作为教材

征服破伤风二剂疗法初步总结

金华市中医院 黄乃聪

在党和毛主席英明领导及总路线光辉照耀下，全国各个战线上都不断的有了发明创造，在中医战线上由于党的教育培养，尤其是党的中医政策之沐浴得以蓬勃发展，大大激动了中医人员，在大跃进形势下既看技术革新技术革命，都打破保守愿把秘方验案公开交流，特别是通过党的两条腿走路方针第2跟上迎接社会主义的并求来为广大人民服务。

如伤科，在业务上，对破伤风疾患，过去为了保持自己声誉，每以妙言推却，不敢大胆施治，即使推辞不掉，亦一贯用珍贵药物，每剂动辄需价五十元左右，一般病家限于经济能力，往之坐以待毙。

通过八届八中全会反右倾鼓干劲的学习，明确了伤科为劳动人民服务，同时适应群众要求和减轻病家负担，树立信心，坚决把残害人民的破伤风堡垒攻摧，并大胆革新，将犀牛黄二味价昂药物删去不用，把价廉有效之全虫、蝉衣、蜈蚣等用重剂量，通过临床实验（并同一二院抓勾中西结合治疗）不仅减轻负担（化五十元一剂为三六角就一剂）对效果亦有些提高在89％以上，兹将征服破伤风二剂疗法

征服破伤风二剂疗法初步总结（1）

金华市中医院用笺

初步总结介绍如下：

（一）病因：

营卫气血，循行内脏和经络肌肤不已，有表皮健康的保护，故对外界接触污物病毒都有些防御功能，在经外残害一有创伤则破伤风病毒乘隙而入，循血行归著列肝列脑（即神经系统）破伤风侵病时即发作，这种疾患概括的可分为二种类型。

(1) 内破伤风，即创口初愈，不认真医治，或医生不注意防治，并事嘱咐不周，听任使车倦怠不适时忽受风卯复引起病毒袭入经络，故有发烧头项疲软等现象。

(2) 外破伤风，创口未愈，换敷药不勤或创口处理不注意消毒清洁，或包扎过闷密封不透露使湿热蒸腐脓泡，转为痛疼次奇突，或被卯风归袭牵丝肉陷，脓泡肉归肤表肿至干燥破伤风初期单容。

还有一类似于内外破伤风之间创伤早愈，肉疮情失，如同手人，有时微恶畏寒，已隔二三月之久，偶尔深夜受风卯，或者雨淋湿，或操劳过度突生面现牙关紧闭这类较少见。

伤科的预防，亦以对破伤风特加注意，有口诀云：伤在天庭穴正中，惩防侵病破伤风，倘遇风袭牙关紧，纵有灵丹不见功。可见破伤风生虞严重的险症，一有征兆

(2)

征服破伤风二剂疗法初步总结（2）

金华市中医院用笺

急需及时抢救。

(二) 症状:

初由憎寒发热(也有单热)胸闷项背疲硬不舒,旋即牙关紧闭,四肢痉挛,角弓反张,阵发性抽搐,冷汗淋漓,脸呈似笑似哭苦垢,口唯腐涎痰声阻塞,呼吸困难而声重,惊悸,也有谵语腹胀硬气上冲,脉弦劲紧危症垂危。

(三) 治疗:

全面诊查,细心观察,综合治疗,或中或西可酌其宜如配合注射冬眠疗法及鼻饲等诊查须采快医治要快速,用药宜针对本剂病症宜猛性宜峻猛,如快刀斩乱麻不能迟疑犹不决,亦不可用试探方式,必辨明症候,辨其体质之强弱,年令之老幼,慎重伸缩剂开随症灵活运用,亦不是固定不变。

治法:以疏去风抗毒,大表大透,使达汗断腐及以汗出为度开窍熄肝阳,豁痰利气益血,以津存合疏透为主,益血滋阴为佐。一以其利,一除其害,不立枯涩,则开剂体不损,正气勿耗病毒何约。此由重转轻有深化浅之,在转变过程中紧密查察病周进测存效,如用药得当救命危在顷刻,大都陆续救。

通过临床观察和一二院结合治疗病例,效果空前提高,死亡率大大降低,还能得合多快,好有半月恢复健康,参加社会主义建设。

(3)

征服破伤风二剂疗法初步总结(3)

金华市中医院用笺

征服破伤风二剂疗法用药歌诀：

攻克危症破伤风，首权猛剂一齐中，三钱蜈松八钱蚿，
七钱姜蚕三钱蝎，防风白附製南星，麻黄细辛加葱白，
归地天麻昿勾屯，辰冬元参存津液，营卫气血经络盛，
致汗淋漓透五心，君臣佐使互匹七，风去牙松痉宽释，
此方何待今运用，借取东风颂売功。

俊归五 生白芍五 细生地五 辰麦冬八 防风五
双勾屯六 元参八 生麻黄三 天麻五 生白术六
蝉蜕全 製南星五 姜蚕六 全蝎三 蜈松三
细辛参（二剂脱险，转危为安。）

随症运用加减法：

(1)如服服破逆元上冲胸润烦躁大便不解者加用生菜菔子，
大黄各半，川一金三五平，三棱莪术各二五平。

(2)颈项强直角弓反张牙关紧闭而痉厥者用足开生麻黄全蝎，
蜈松蝉蜕莎不亚减少。

(3)反痉紧张有以不复者益用足生地麦冬姜蚕蝉蜕黄精苓。

(4)如大汗淋漓不止，胸润惊悸，昏迷站语者加莴苁，天麻嫩
勾屯，牡蛎，附骨肉桂，及麝香四立七厘。

(四)预仪：

(4)

征服破伤风二剂疗法初步总结（4）

金华市中医院用笺

在晚期恢愈时，病毒将除，身疼倦怠，吃饭及大小便侵，微感汗者，预后良好，惟尚须服益气养血理脾宁心之法，以善其后，如党参、黄芪、直伯朮、痹归、炒伯芍、茯神、远志、甘草、鸡内金、乌梢蛇、灸、重陆约用，俾得早日恢复健康。

附治愈破伤风病例 疫困脏盂血病例卡

病例一：患者色××，女性，22岁，义乌人，因设法流产，引起破伤风，往第一医院治疗，以病势严重来邀会诊。

1960年四月廿日初诊。上月廿三日因怀孕三个月自己私用土牛膝塞入子宫，以作堕胎，每天发烧不敢说明，结果下胎怀疑，延到昨天牙关紧闭，有痉厥现象送到市一医院诊查，脉象紧伏而弦，汗淋漓，搞已40度，抽搐破伤症毕露，往一二院内外妇产科联合会诊，性况严重，为了减少毒素，建议括子宫，在以危急恶化之际，绝对不可做，外科建议手术亦不宜以刻做，结论由内科做杏眠疗法，以服中药为主，亚拟祛风疏络，熄肝阳开窍豁痰宁神滋阴，在浅更欲，以利挽救。

(方一) 当归三 生白芍四 双钩屯全 全蚕全 蝉衣全
细生地五 瓜萎五 元参三 只实三 全蝎全
荆防风各二 蜈蚣二 生麻黄三 刺南星二 生伯附二
天麻三 细辛全 加葱伯心三个。

(5)

征服破伤风二剂疗法初步总结（5）

金华市中医院用笺

外擦口腔方：去核乌枣半斤 冰片三钱 月石五钱 辛夷三钱 研末和匀，分成三包（纱包）塞入两颊内，搽擦牙龈，以松牙关。

四月八日复诊，昨天西医注射冬眠疗法，进服中药后，汗透五心，热下降38度，症象稍有缓和，腹胀软，肛道仍有白夹血粘下，循原方加畅便药，以冀动脏腑气。

（方二）先服尾麝三厘 当归五钱 生白芍五钱 双勾屯四钱 姜蚕四钱
　　　　细生地五钱 辰麦冬四钱 只壳四钱 生锦纹三钱 元吐粉五钱
　　　　全蝎今 蝉蜕五钱

四月九日三诊，昨天服方后，大便通畅，腹胀软化，热降已复正常，抽搐亦休，治仍及法佐以祛风痰之剂。

（方三）当归四钱 生白芍五钱 蝉蜕四钱 生白附子 煅南星三钱
　　　　辰麦冬四钱 姜蚕四钱 橘红络各三钱 全蝎王 细生地五钱
　　　　双勾屯四钱 元参四钱 天麻三钱

四月十日四诊，今晨六时起，抽搐复发，牙关益紧闭，气逆上冲，西眶瞪睛，口吐痰涎，痰气阻塞，呼吸困难，声重痰喘，剧烈甚化，亟予透表镇痉，开窍豁痰，以资挽救，同时仍用外搽擦牙法并治。

（方四）当归半 生白芍五钱 细生地五钱 辰麦冬四钱 元参四钱
　　　　生麻芡五钱 天麻三钱 生白附子 煅南星三钱 姜蚕半

（6）

征服破伤风二剂疗法初步总结（6）

金华市中医院用笺

全蝎五 蜈蚣三 防风三 双勾七 蝉蜕全
细辛分 加葱根三分。

四月十一日五诊：昨服极重剂和搽擦齐配合，今天症象稍有缓和。
服又胀破西色略隐，仍依方加损。

（方五）酒归五 赤芍三 红花三 桃仁匕 苡米五
全蝎三 吴茱萸五 附七三 蜈蚣五分 山木瓜匕
生麦芽匕 龙眼肉匕卅 生铁锈五

四月十三日六诊：昨天深夜阵发抽搐以（一个小时）大便排解。
三次，色青重多且又垢，喉暗痰气又阻塞，呼吸声重，惟牙关略有
松弛，治拟祛风镇痉为主。

（方六）归尾五 赤芍匕 苏梗三 天麻三 姜蚕全 全蝎五
制南星三 生白附三 蜈蚣三 白芥子匕 吴茱萸匕 辰麸全

四月十四日七诊：昨晚睡眠匕退腐迟减少胸部宽畅牙关益
开，胀通二指。

（方七）嫩勾七泰 生白芍匕 淡子芩三 姜川连紫 生玉蔻生
阿胶珠三 旋伯梓三 姜竹茹三 地贡炭匕 嫩杞棉卅
归身五 辰茯苓匕 橘红络五分 吴卅年

四月十六日八诊：昨天下午四时事抽搐达一小时，九时许又
微有抽搐，仍拟镇痉豁痰，宽胀为主治。

(7)

征服破伤风二剂疗法初步总结（7）

金华市中医院用笺

（方八）归身三 生白芍三 生石决 牡蛎各全 细生地全
　　　　紫菀三 天麻三 生白薇三 桔梗钱半 生芥子三
　　　　葛蒲全 白芥子三 蝉蜕三 酒伏苓三 竹沥半匙

四月十九日九诊：前昨天症象稍好，胸部亦感宽畅，两目视物
清晰，尚有微闪烁，劲弹则汗就直淋，治主益血生津兼予软
牙关。

（方九）全当归三 生白芍三 天麻三 细生地三 焦白术三
　　　　生牡蛎三 细辛八分 葛蒲三 酒伏苓三 生芥子三
　　　　地鳖三（温水炒）

四月廿一日十诊：热清大小便渐通顺，今天趋能吃粥和软饭，
双目明而珍攡馀记，牙关张开约有八成左右，症象荃幸俯除，
险已告脱，惟心神惊恐治予益血宁神之剂，以克全功。

（方十）归身三 酒白芍三 川芎钱 细生地三 黄精五
　　　　焦白术三 荆防风各钱 肉苁蓉三 乌栗三 天麻三
　　　　茯神三 地龙三（温水炒）紫石英三 肉桂全
　　　　加红枣三枚每早晚吃白粥药粉。

病例二、
患者程崇文男性，40岁，职业工，金华雅畈公社社
1959年10月12日初诊：右胫前反有烂眶隐破皮。（九月三十日）

(8)

征服破伤风二剂疗法初步总结（8）

金华市中医院用笺

> 10月10日 吞咽困难、牙关紧闭、勉能通入一筷、颈项强直、疼连胸闷、心神不宁、谵语、脉搏消数。亟拟祛风透络表汗活血为主治。

（方一）归尾半 赤白芍各八 生麻黄八 葛蚕半 蝉蜕全
生白附五 苡仁三 制南星三 川芎三 姜半夏半
羌独活各半 全蝎半 辰麦冬八 加葱白泡三个

10月13日复诊，即天进服一剂，徐二服完后，大汗淋漓，夜及五心疼气宽释，已呈主证状。晴暗牙关稍有松弛，痉事仍发，腹胀硬，循原方佐以通便治之。

（方二）川军半 归半 生白芍半 生白附半 双勾芄半 葛蚕八 元参八
辰麦冬八 苡仁三 只元半 制半夏半 元明粉半冲
生军八 加葱白泡三个

10月14日三诊，仍有抽搐角弓反张，排便困难，尿状二三次，后始排大便及列午疼渐趋宽畅，安得安睡，痉象开始好转治于原法示入。

（方三）油寅归八 生白芍半 川芎三 细生地八 白芍子半
生白附半 制南星半 真白术半 元参八 全蝎半
蝉蜕半 蜈蚣半 加葱白泡三个

10月15日四诊，抽逐便润脉浮心神尚感不宁治主原法佐
（9）

征服破伤风二剂疗法初步总结（9）

以宁神定志。

(方四) 当归水 生白芍三 天麻三 细生地四 川芎二
生远志三 茯神四 珠麦冬四 牡蛎六 黄精四
乌枣三 製首乌四 加红枣三枚 葱白根三个。

10月16日五诊：症象日益好转，牙关张开，自能进食粥或软
饭，面色有神，视力加强，能认辨五方字迹，可告脱险。治主反方
加减。

(方五) 当归生 赤白芍各三 天麻三 细生地五 乌枣四
川连金三 茯神四 真伯花三 元参四 滁菊三
淮山药四 生牡三 加藕节三个

10月18日六诊：症已何愈，尚有惊恐，口腔发损，口角有疮。治拟
养血生津，兼予清热。

(方六) 当归水 生白芍三 珠麦冬三 白菊花三 细生地四 元参四
天麻三 蝉蜕三 茯神四 黄精六 生谷芽四 生牡三
加红枣三枚。

10月20日七诊：循原法主养血生津治之。

(方七) 当归生 生白芍三 川芎二 淮山药四 元参四
京麦冬三 黄精六 生苡子四 酒伏衣三 加红枣三枚
老酒引。

(10)

金华市中医院用笺

10月22日八诊：病效日有进展，治主益血生津，调理病后，以竟全功。

（方八）霜归开 炙白芍五分 川芎半 过生地三 元参开 焦白术开 天麻半 蝉衣半 茯神开 血湖半 红花半 苏木半 淮山药开 川断三 乌梢蛇五钱 田三七半 潞党参叁 贡沉米半 共研细末，每天早晚各吞服，老酒和米汤吞服。

病例三．

患者方红专，男性，21岁，住本金华。

1959年11月19日初诊。五六天以前右脚背被牛蹄踏伤擦破表皮，无痛苦流了极少的血，就不在治，而忘记了。天天微感不适，张口舌陈牙关脱底杯中老师把他抬回，不料病脱牙关紧闭，胸膛烦闷，双目瞽胀，颈项痉软，有微汗，抬送到二院，诊断为破伤风，以中药治疗为主，配合西医各服疗法，驱机祛风通络为主，以冀挽救。

（方一）霜归半 生白芍半 生麻黄半 生白附方 蝉衣半 朱白菇半 天麻三 制防风钱半 全蝎半 桃仁半 辰麦冬半 原麝五厘吞服 加葱白根三个

11月20日复诊：昨晚服药后，颈项痉悲稍感轻状，抽汗直

（11）

征服破伤风二剂疗法初步总结（11）

金华市中医院用笺

淋，来连三心，胸闷减轻，牙关仍紧闭，脉浮，拟反法方击入。

（方二）当归𤇆 生白芍𤇆 细生地𤇆 川芎𤇆 生白附𤇆
　　　　天麻𤇆 全蝎𤇆 羌独活各𤇆 生麻黄𤇆 蝉衣𤇆
　　　　辰茯苓𤇆 原麝三厘 加葱白枝三个。

10月22日三诊：心神稍感畅快，抽搐稍差，母餐饭食自振，
䐥䐥，大便已转牙关善有松弛，仍以祛风通络为主治。

（方三）当归𤇆 生白芍𤇆 川芎𤇆 细生地𤇆 生麻黄𤇆
　　　　羌独活各𤇆 全蝎𤇆 生白附𤇆 乳香各𤇆 乌药𤇆
　　　　原麝三厘 加葱白枝三个。

11月24日四诊：阵汗连续三心，抽搐及抽高减实，牙关能张
开通入一大拇指较欠佳，拟主反法击入。

（方四）当归𤇆 生白芍𤇆 天麦冬各𤇆 嫩松𤇆 全蝎𤇆
　　　　条白芷𤇆 葛香𤇆 蝉衣𤇆 乌药𤇆 双钩𤇆
　　　　制防风各𤇆 天麻𤇆

11月24日五诊：半夜因憎冷，以身起温摔大衣覆盖突生感
受风寒温肉袭，顿即加重抽搐、胸闷、颈背强直、角弓反张症
趋恶化，连使用笕中导使为主治，以防危急。

（方五）油当归𤇆 生白芍𤇆 细辛𤇆 条白芷𤇆 川芎𤇆
　　　　苏节𤇆 槟榔𤇆 元明粉另付 只元𤇆 生军𤇆

（12）

金华市中医院用笺

11月25日六诊：症象又趋缓和，治以活血开窍为主。

（方六）京归½ 生白芍½ 川芎½ 乌药½ 细生地½
 钩丁½ 天麻½ 全蝎½ 双钩½ 辰麦冬½
 羌独活各¾ 菖蒲½

11月26日七诊：昨晚睡眠安适，抽搐渐和，牙关较弛，唯倦意已弱，治宜以法出入。

（方七）京归½ 润白芍½ 黄精¾ 细生地½ 川芎½
 辰麦冬½ 淮山药½ 天麻½ 潞党参¾ 蜈蚣三条
 姜枣½ 加葱白须三个

11月28日八诊：抽搐未发，心宁睡眠安适，动则惊惕，吐轻汗淋漓，以26日原方加减调治。

（方八）京归½ 赤白芍各½ 生白术¾ 辰麦冬½ 元参½
 天麻½ 川芎½ 细生地½ 黄柏¾ 生牛膝½
 潞党参½ 姜枣½ 加葱白须三个

12月1日九诊：症象好转用停药二天，胸闷气逆，睡眠不宁，治主活血畅气，扶脾之制。

（方九）归身½ 赤白芍½ 赤术½ 川芎½ 细生地½
 元参½ 佛手片½ 枳壳½ 大小蓟各½ 生栀子½
 官桂½ 三棱½ 生军½ 加葱白须三个

征服破伤风二剂疗法初步总结（13）

金华市中医院用笺

12月4日十诊：病您体弱，抄用滋补之剂，以善其役。

（方十）当归 甚河柏 淮山菜 茯神 元参 乌梢蛇参 以坎糕于
治鱼参 川赵 甚生地 以上三味生菜 杏白芍元伞
川芎业 天麻王 蝉衣王 红花王 苏木业 田三漆半
黄瓜东业 共研细末 每天早晚各吞服半 老酒和米汤
水送服。

病例四

患者刘炎明男性 10岁 义乌

1959年11月22日初诊：九天以前 双腿跋癣疔，因车踏未不慎切破牙龈，最初不予注视，后来发起憎寒高烧，也不注意，即天送致汗淋漓，心中烦躁，突色牙关紧闭，四肢抽搐，腹中胀破，逆气上冲，呼吸迫促，过去有风气痛，脉滑数。当予开弱疏陷，兼予驱风。

（方一）当归半 生白芍半 酒元胡半 川芎半 只实半 三棱半
元参半 辰麦冬半 败酱业半 蝉衣业 吴郎半 使君细王炒
生鳖皮半 加姜白汁三匙

11月24日复诊：进服二剂，昨天大便中结团蛔虫五六条，延大便那云后，症象已稍有好转，便再通顺，自汗较少，治予反方面入。

（方二）当归半 酒鸟半 川芎半 细生地半 真板子半 天麻半
辰麦冬半 蝉衣业 全蝎半 苏校半 麝麝三厘吞服

（14）

征服破伤风二剂疗法初步总结（14）

中医伤科学补充资料

绪言

伤科是祖国医学遗产的一部分，其医疗技术，最早在原始石器时代就有发明。因为任何有生命的动物，偶然碰到对自己身体有损伤的危险，都会逃避和挣扎。如被毒虫叮咬或猛兽伤害，以及木石的打击创伤，就自然会找寻方法来治疗。人类具有天赋的智慧，当然方法出较多，所以它是历代祖先长期和疾病作斗争中积累的宝贵经验。

祖国医药学关于外伤科方面在公元前一千多年就有了伟大的成就。根据汉书艺文志的记载，黄帝战蚩尤战于涿鹿之野，医药大臣俞跗发明很多的外伤科疗法，正骨为主要手术。后来到公元100—200年间，后汉三国时代名医华佗学问渊博，精通外伤手术疗法，为了减轻患者痛苦，创造了麻醉药，是医学史上第一个使用麻药法。使患者糊糊不知痛楚，对重创骨折等症开辟了用中药治疗的途径。

以后到隋唐时代，伤科的理论和技术在前人丰富的经验基础上继续不断的有所阐发，如巢氏病源对"重创伤筋断骨卒破损瘀"等病论述得很详细。唐代孙思邈著的千金要中记载了下颌关节脱位的整复方法……等。

伤科在宋朝列为十三科之一，名为正骨科，明代称为接骨科，清朝称整骨科。历代的名称虽有不合，而意义是一样的。在以上这些时代的中医文献里面，关于伤外伤科的发展，更有伟大的成就。如宋代宋慈著洗冤录，明代异远方著正体类要，王肯堂著伤科准绳，清代医宗金鉴的伤科心法等，内容丰富，方法皆备，都充分说明我国劳动人民发明创造的伟大精神。

伤科是专治身体骨骼跌打及一切内外损伤，如皮组织筋肉、肌腱、经络血管、内脏器官等均属伤科范围。它和内外科都有连带关系。由于它是理论与实践相结合的产物，而且方法简便，疗效可靠，适合广大人民的需要，因此深受劳动人民的爱护。但在解放前旧社会的传统思想影响之下，医

中医伤科学补充资料（1）

— 2 —

生产守秘密，以致有很多秘验方，不能传流下来；加上连农到反动政府对中医中药压抑摧残，伤科技术和其它中医药科一样，凡牵涉如灾重的境域，只有依靠着家传口授的密育经验来介次劳动人民的痛苦。令我后，在党的英明领导下，大力发扬中医中药，而又正确地贯彻了中医政策，于是伤科一门令得以更加和提倡，近年来伤科医疗技术突飞猛进，主要是依靠党的领导和发挥群众智慧的成果。

本人由先父传授伤科理法，运用于临床，而能为劳动群众解决一些问题，特别是令我后受到党的培养和教育，在该治业务上都有一定的提高。今为了交流经验相互学习起见，将先父传给我的伤科心法并结合临床经验，按有关伤科的常用用药等理法，把要的介绍在下面，限于水平和经验，因此浮浅不够全面，甚至会有遗漏和错误的地方，希读令意的多多提出补助，以便继续研究与改进。

　　　　　　　　　　黄乃驰　1961年6月

中医伤科学补充资料（2）

— 3 —

一、损伤的分类及原因

伤科可简括分为两三种类型，一是不破皮伤，称为内伤或暗伤，二是破皮伤，总叫外伤、创伤、明伤。

受伤的原因：

1. 挫伤：由钝性外力猛触所致，如跌打、肉桂、撞、碰、折、压等多见于头颅身躯。

2. 碾伤：被重物压伤，碾过或机轮辗过，多见于四肢。

3. 震伤：从高堕下头颅及内脏被震激受伤。

4. 创伤：由锐利的外力猛触所致，包括刀枪、弹石火药咬刺伤。

5. 骨折：由于跌扑挥压的暴力性而成，包括单纯性骨折、破碎的、散乱的、撕开的、断骨等。

6. 脱臼：由外力扭拔、猛压、跌倒或急剧的运转及肌肉期常强烈收缩而成，包括下颌、脊椎、锁骨、肩胛骨、腕、胯、肘、股、膝、指、趾等关节。

损伤虽可有以上因素而引起，但损伤的发生有它一定的规律和内在的因素，往往与伤者的职业、年龄、体质等有密切的关系。那种认为损伤单纯是外因引起的看法，是不正确的。但也必须肯定，凡是伤科疾病必须有引起损伤的外力，惟轻重性质不同而已。

二、辨证

人辨脉象与舌苔要诀：

（脉）

伤科的脉当分"蓄血"与"亡血"二种。

（1）蓄血之脉，以洪实弦大为宜，可知气血高旺成也。若见脉微或沉涩而微均非所宜，以微脉的表现为气血的衰微，伤科气血衰微，病就推于起色之先兆。

（2）亡血之脉，多见芤象，但宜缓小，大忌数大，浮芤缓迟均宜。脉见或沉或伏为凝瘀气滞之象，若见乍数乍疏，为心脏搏动不匀，主以治病情待其莫测也，六脉模糊为吉凶难测。脉若见和缓有神，危亦险重不妨，因伤剧痛脉见代象亦无妨也。

中医伤科学补充资料（3）

— 4 —

(苔)
一、伤科的辨苔，当分白、黄、黑及舌质：

(1) 白色：白而薄润在内科为邪在表，在伤科为气郁不舒，白薄而干燥者，其人津液素亏的表现，用药须要处处兼顾生津液，因津液一败，生命影响关系很大了。白苔而厚者中脘有湿疾，用药当配合开泄之品（开泄之品即蔻仁、川朴、茯苓、橘皮、橘红、桔梗也）

(2) 黄苔：黄薄而滑者，津液未伤，方中可配入开泄之品。黄苔有质地黄浊者，邪已结里，黄浊愈厚，入里愈深，在化瘀破血药中宜入化浊之品，方为灵活。黄而燥者邪结阳明也，当用清胃之品，黄厚而燥刺成边黄中心焦黄起刺，胸腹硬满痛有急当下之。

(3) 黑苔：黑苔属脾经，黑而滑者，为湿饮伤脾，用药宜温，大忌用凉，用之则有洞泄之变，黑而燥刺为脾脏大热，但若无痞满硬痛之症，不可能用承气汤，因胃中津液干枯只宜用滋清之药。若黑而坚敛如荔枝形者，为五液涸尽不治之症。

(4) 舌本：淡红者血虚也，深红而绛者血热也，舌本有黑色瘀块瘀点者，内脏有瘀血也。

附：伤科补要"脉诀歌"

伤科之脉　蓄血之脉　之脉　脉宜洪大
失血之脉　洪大急速　左中症　举大都宜
沉濡而微　数大胜邪　浮芤缓涩　失血者见
缓小可喜　右手三部　蓄血脉突　元气亏血
若数且大　寒凝气滞　洪大作寒　内伤莫度
外患风寒　疾瘀之作　下疏　传变风疾之患
或沉或伏　击响难摸　浮滑而缓　蛊危不哭
沉滑而紧　何妨代脉　扣缓有神　不洵惊惶
六脉模糊　细心学习　可以医疗
重伤痛极
欲知其要

脉症相反
峻猛难施
左手三部
沉紧而弦

二、伤科病症检查应注意的几方面：
治疗伤科病人的时候，首先采取急救措施，做到有系统的全面检查，才能准确的诊断，检查时应注意下列几方面：

(1)首先注意患者呼吸，防止昏厥（即休克），如见昏迷时急破脉搏，并向护送人员询明受伤坏地时间、经过和病史。

(2)随予检查七窍有无内出血，再查头部凳内创伤出血、观创缝折等。

(3)神志昏迷，双眼闭合或怔开一半，瞳孔是否散光，反射如何。

(4)口、鼻、耳，查出血或出污酒黄水状，嘴有没有舂出口中，有无异物？口的共合有无障碍。

(5)检查颈项旋动俯仰有哪些障碍。

(6)胸部（注意胸腔内伤）模、弹击、挤压胸壁，旁查待某部某肋可以探知对某脏和器官受损，或肋胸骨折断或裂填，或气区鼻痛，胸高疼痛闷，痛苦不宁。

(7)腹部，腹腔内有无瘀血，表面突肿，或硬肿块，疼痛性患，摸触拒接，蠕动如何？

(8)颈、胸、腰、臀、椎和四肢各部关节是否灵活，肯烽完正否？

(9)生殖器，小便通利否，便前或使后有没有血尿。

(10)肛门内外是否破损。

经过上述检查，左二小时左右，便可以初步确定伤情的性重。是内损或外伤，或脏震盪、胸腔内伤（内脏出血）或腹腔重伤，也有伤劳正生与负力抵抗，特应或变重，或待特的过程中，骨折或脏伤必须辨明，以使作出住院或门诊处理，对骨折脱臼最好配合X光透视或拍片、合时，鼓励伤病人和家属住院，尽量想办法安慰他、使他忌到环境好，症度不严重，不饷虑到危险和日后残块，即使无法挽救，斩正之术，也该连考安愿病人，医者也必须镇静，勿慈谑失措，为医者施抢的态度。

三、预后不良症

1. 脏震盪而七窍内出血沈重者、或主要器官损伤内脏出血，昏厥土眼闲而无力，瞳孔散光，大小便失禁，预后不良。

2. 发伤拖挺日火，身体衰弱者，或生非伤及要害，而呼

— 2 —

伤的部位较多者，预后亦不良。

3. 体质素来薄弱，或伤后失血过多，又不予补救者，预后不良。

4. 形脱目闭，面如土色，一呼吸渐渐近于停止者，预后不良。

5. 时口气正而不还者，乃肺脏麻痹（大都伤及后头，伤及脑髓者，有此症状，顶部迟缓，预后不良。

6. 面红目赤，睛朱，牙斗也有抽痉，伤及肝脏胶急者，预后不良。

7. 饮食不进发高热，呕吐，或吐血，吐蛔虫，痛剧者，伤及脾胃，预后不良，为蛔虫乱窜而死者亦有之。

8. 口吐深黄水，便有暗色血，伤及胸膜，预后不良。

9. 高热谵语狂妄或高呼或大笑者，伤及膀胱部和肾脏，预后不良。

10. 脉大而乱，热高神志不清者，失血后转危预后不良。

四、伤科诊治法

1. 内伤：

诊断与其他各科一样，也要按照四诊八纲，但本科的望闻问切色括触摸，辨别严重内伤首要注重部位。多为头、胸、腹（即头颅腔、胸腔、腹腔）亦称为上中下。再分为表里阴阳（背面为阳，腹面为阴。轻浅为表，深及内脏为里），也有由轻浅的传入为里症，也有由内脏重症透达为表轻症象的，须察其所伤伤势，神色形状，问其痛苦所在，表现动作形态。然后切其脉搏，摸其要害，举体温，测知伤患者的知觉及大小便的通塞，主诉情状，声言高低联系起来，做到随症治疗，针对下药。

(1) 头：头部重伤，如脑浆溢重症，双目转高睛神散光（瞳孔散大），也有的半开眼，有的双目紧闭，有的两目上窜或直视。首先测知伤者知觉和反映（医者用指头弹击或用柔软的木质旁敲侧击），判知为重症时，必须内服药，以开窍祛瘀理气镇静。（方见处方剂用法章）

(2) 胸：如中部胸腔肋骨受损，影响到内脏或内脏出血，逆气上冲，疼痛不宁，胸高气促，痰闭鼻煽，瞳神散光，

※ 沉者为心脏出的血，浮滑带浓者为脾胃出的血

— 7 —

高热痰中夹有鲜血或凝成丝状块片状，多有泡沫痰液，唾入清水中始终不沉者，可以考虑肺脏出血。右胸胁间伤后，两颧向卷白者，开先有恶寒，紧即转为高热，或对入抽痉，视他痛楚不宁，可以考虑肝脏受伤或出血。左胸胁间伤后，颧向卷白者，寒热温柔频发，复有汗淋如潮，逆气上冲脉细，可以考虑脾脏内出血。审证果决，不能动弹者，以祛瘀降逆为主治（方见处方制用法章）

（3）腹：如下腹腔受伤，受伤周围痛而拒按，号痛不敢放大声，卧不倒，坐不安，立不直者，以破瘀行气泻下为主。（方见处方制用法章）

以上三个腔，伤势至为严重，如能及时医治服药，改善环境，俟他安适，亲切地安慰他，壮他胆不畏惧，绝大多数可以转危为安。纵使要成残疾，或危险无法挽救者，也宜镇静矫正和适当周全保护他。

二．外伤

骨折处理：对骨折较凶重症象（即错位多，畸形大），宜用多次矫治法。伤损骨折者，因软组织受外力侵害，复受在内的断骨锐锋戕损肌筋、腱、血管，致使生瘀肿，即肉出血。年青体壮者，一般六、七天当中，瘀肿随日增加，年龄长大或体质较弱者，一般在十天内其肿随日增加。

骨折的矫治主要是运用手法，即综合灵活运用模、接、端、按、摩摩、推拿等八法。

在初折瘀肿欲加时期，二、三天或三、四天模载接骨软膏（方见处方制用法章）一次，合时施用矫正术（如拉摩压重压托卡接）仍以适当包扎和固定，尽量宽松法，在瘀肿阶段，约须搽药和矫正术三次，故称三捆浪（就是当为瘀肿未侵犯，以缓作退让，亦称为三让，以利软组织的营卫气血畅达，少受阻滞）。

渡过高肿，而将入消退时期，约隔四、五天模载接骨软膏一次，合时施用矫正术，仍以色扎固定，须改用紧追法，约须搽载药物和矫正色扎四次，故称四夏，也就是来瘀肿败退时期，肌肉姜铁收缩阶段，用以猛追，亦称四追。采用牵引、挺搽、搽托，以求断骨开始长新之际，合时改用接骨万应膏（亦称薄贴）（方见处方制用法章），衡其长短阔狭，

※ 七上光期按已无其肿胀或随日消退

加手治

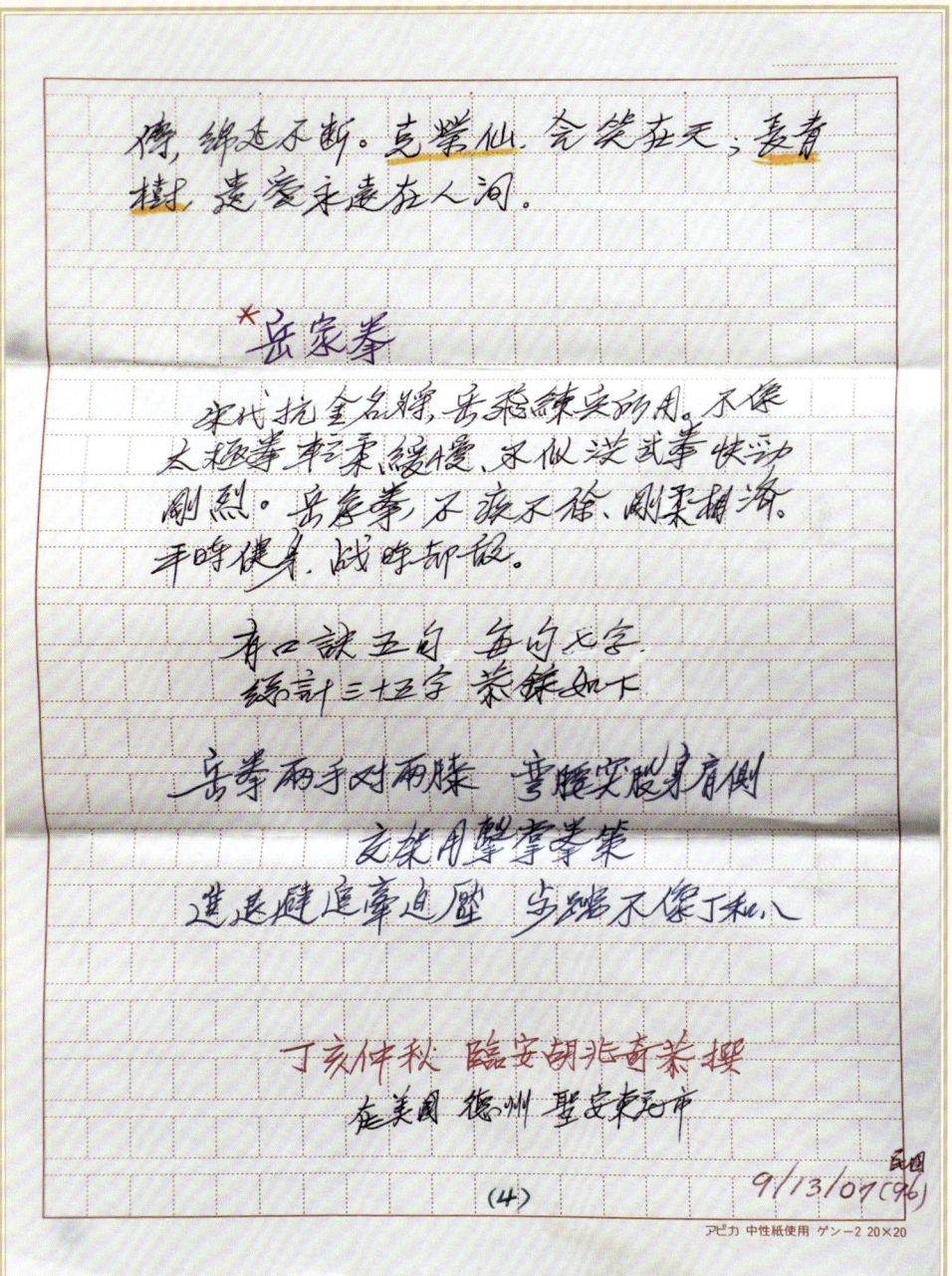

传，绵延不断。克里仙 含笑在天；袁青树 遗爱永远在人间。

* 岳家拳

宋代抗金名将，岳飞练兵所用。不像太极拳轻柔缓慢，亦似洪式拳快动刚烈。岳家拳 不疾不徐、刚柔相济。平时健身，战时却敌。

有口诀五句 每句七字
总计三十五字 恭录如下

岳拳两手对两膝　弯腰实腿束肩侧
交架月臂掌拳策
进退避退牵追壁　步端不偏丁和八

丁亥仲秋 临安胡兆奇恭撰
在美国 德州 圣安东尼市

9/13/07 (96) 民国

(4)

关于岳家拳的总结

伤科的情况和手法：

1. 伤科是不同于外科，故伤科医师首先须熟悉了解人体各部的组织，和各个器官脏腑与部位及功能气化，把临证才有确切诊断，和疹治能力。

2. 辨识症候就要配合手法，安置所伤的筋、肌、骨骼、关节，使它回复原有的状态，故为医者手法必要纯熟，伤处手法不治其苦，或安置未合其宜，往往构成不可能回复原状，並且以加其痛苦，甚至反使病疫特起变化，以致造成不良后果，也有说为最极，不便称为中医。古语说：机触于外，巧生于内，手随心转，法从手出，这样才能掌握治伤的手法。

3. 手法的目的：凡离者使其复合，斜者使其矫正，骨碎者使其接合，凸者归凹，陷下者复起，碎者复完，歧突时斜者复平正直，凡手法的运用，器具的配用，先后缓急，全在医者治心应手灵活掌握。

我家治伤的心得归纳合论如下：

(一) 伤的原因：

1. 挫伤：由纯性外力猛触所致，如跌打闪挫撞碰挤压（多见于头腹身躯）

2. 碾伤：（多见于四肢）

3. 袋伤：（多见于脑与内脏）

4. 创伤：由锐利之外力猛触所致，（包括刀剑弹石大烫致伤）

5. 骨折：由于跌扑挥压之暴力性而成（包括单纯性、破碎性、散乱性、戳穿性等骨折）

6. 脱臼：由于外力扭拔压或急剧旋转及肌肉紧张强劲的牵涉而成（包括下颔骨作锁骨、肩胛骨膀胱肘腕股、膝肘踝等关节（多见于腰肘股膝下颔等处）

(二) 诊断：

要遵循望闻问切的四诊，还该注意摸，也称为望闻问切摸。

望其神色痛苦形态，询其受伤历史，受伤场地形势经过情因，然而切其脉搏作温，辨别所伤的部位，直接或间接损及内脏，摸触他的知觉辨别能力，大小便的通塞及其主诉症状声音的高低，而断其病势的轻重，和伤的伤外，或外重的轻，抑的重而外轻，或伤发到的伤了解怎么作随症治疗。

(三) 预防：

创伤一症，古人早知治疗还该首先防病，对破伤风传有口诀：伤在天庭穴正中，恐防停病破伤风，做然忧裂牙关闭，纵有关丹不见功。足见有警惕性对破创伤的结合防治重要的措施。

(四) 治疗：

1. 首重手法，包括洗洁消毒、整复、敷药、包扎固定。手法有摸接端提按摩推拿手法。

2. 药物：内服包括镇静、强心、行气、活瘀、定痛、熟疫、润下清炎、退肿、温通补，起到受损的组织促

黄乃聪先生相关记载

· 金华县志 ·   · 人 物 ·

黄乃聪（1908～1971）　塘雅人。著名伤科中医师。擅治破伤风、狂犬病、颅脑损伤等疑难杂症。1953年任金华市卫生工作者协会副主任委员。1954年捐资办金华第三中医联合诊所。曾任金华中医院院长、中国农工民主党金华市委员会副主任委员、政协金华市委员会委员。撰有《伤科心传》及有关创伤发症、破伤风、专性坏疽等论文20多篇。多次应邀赴浙江省医科大学等校讲授中医伤科理论。60年代初，《伤科心传》曾被浙江医科大学、浙江中医学院选用为教材。

—— 摘录《金华县志》人物章节 P741

黄乃聪　《伤科心传》

—— 摘录《金华县志》著译书目章节 P629

金华市中医院　1958年由城关镇七个中医联合诊所和一个牙科联合诊所合并而成，是一所集体性质的综合性中医院。院址三牌坊79号，设西市街、三牌坊、将军路三个门诊部，职工115人，其中医务人员109人。有中医内、外、伤、眼、针灸、钩虫病、牙科及西医室等临床科室。1961年精简下放，职工减至67人。1962年改名金华县城关中医院，设有病床18张。1974年8月，更名金华县中医院，并定为浙江省中医学院教学、实习基地。1978年病床增至70张。1981年易名为金华市中医院，以骨伤科闻名，配制的传统膏药、伤药水经临床80多万例使用，有效率达95%以上。中医师黄乃聪是著名伤科专家，专攻伤科，擅长治破伤风、狂犬病、颅脑损伤等疑难症。60年代初所著的《伤科心传》选为浙江中医学院教材。1985年，有职工178人，其中中医师36人、中医士10人、中药师1人、中药剂士16人、中药剂员2人、中医学徒17人。设有中医内、儿、妇、外、伤、骨、眼、喉、针灸、推拿、牙科及西医内、儿、外、痔瘘科、急诊室和专科门诊等临床科室。有病床66张。医院建筑面积9527平方米。年门诊31.05万人次，住院1022人次。1984年评为浙江省中药饮片先进单位，省、市文明单位。1985年评为浙江省先进医院。

—— 摘录《金华县志》卫生医疗章节 P435

金华县志记载

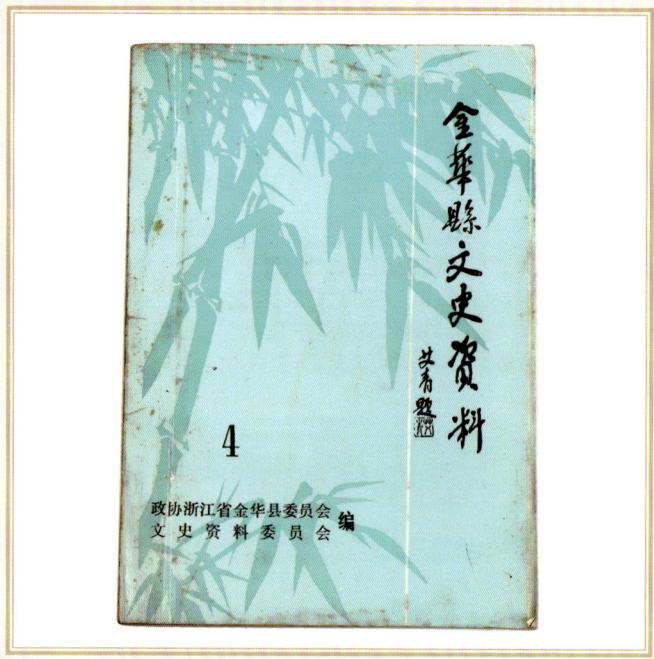

金华县文史资料（1）

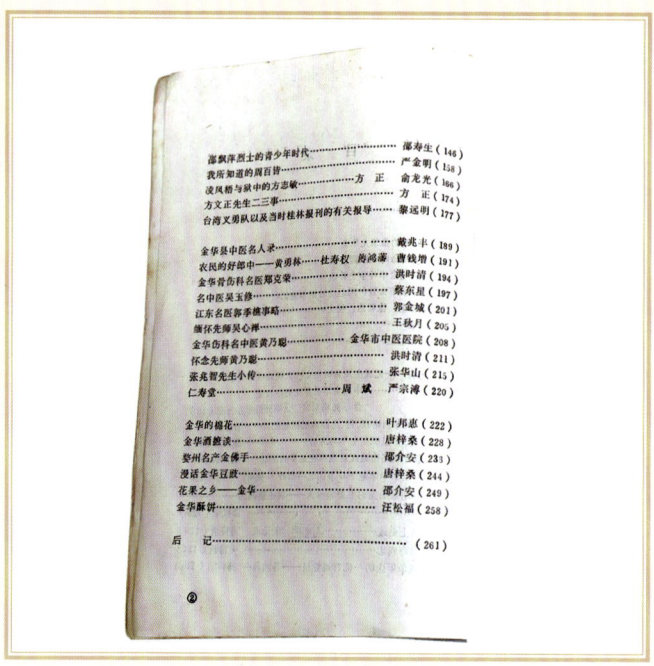

金华县文史资料（2）

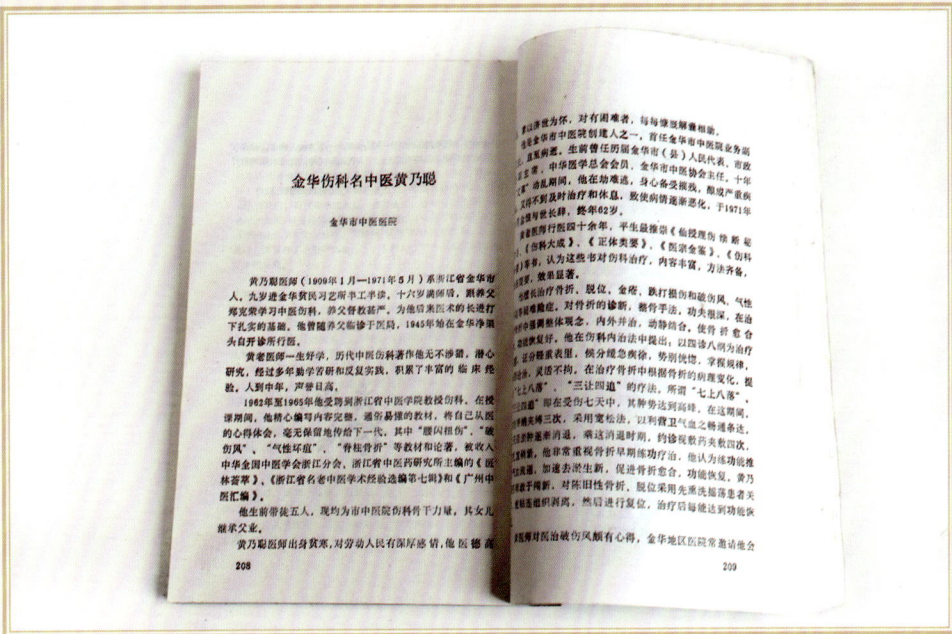

金华县文史资料（3）

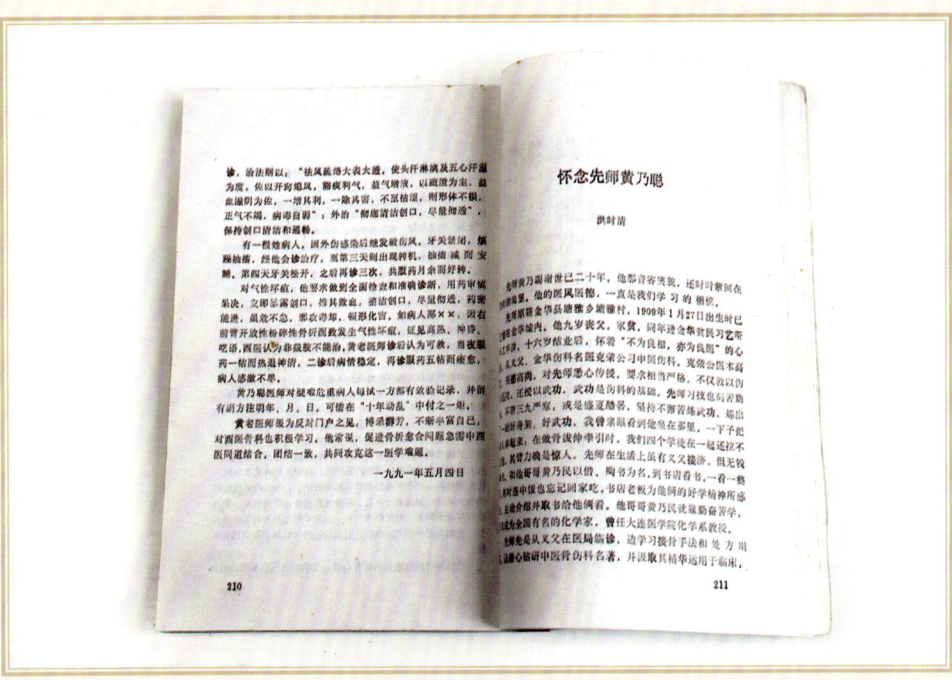

金华县文史资料（4）

金华县第六届人民代表大会
第一次会议主席团名单（草案）

（按姓氏笔划排列）

卜宪庭　刘正傑　刘玉珂　吴璀金　杜启葵　肖慎德　辛其昌
陈双田　陈德清　倪汝春　芦月芝　金跃东　胡吉光　范森玉
赵仲一　徐正接　徐新芳　郭慕天　张　兴　张昌贤　章洪铎
康太保　黄乃聪　黄瑞艮　黄成侠　温遐龄　董彩贞　滕文谟
诸葛龙　鲁光增　钱均民　戴宝莲　韩连捷

金华县第六届人民代表大会
第一次会议秘书长、副秘书长名单（草案）

秘书长：宣益新
副秘书长：章洪铎　刘庆荣

金华县第六届人民代表大会名单

026

地委卫生部：

关于有人要调车头卫生所黄乃聪去拉州工作，简略情况是这样的：

不久以前，有包工也所某同志来通知本人，要调他去拉州工作，本人事先为主所表示同意调去，最近有人来又来一次通知，要本人也连调去，但上未通知我们领导石知情，也未与我们联系。

本人车站调黄去拉工作的意见是，最好不调，因为车头乡只这样一个包括科医师，如果上级一定要调，非调不可，那也就从上级决定。

据之前，黄本人也不很愿调去拉工作，因为要到在车头工作已久，熟悉也较多，刘了拉州地方大，人员上多，且责任不大。

此报告

　　　　　　　　　　乡共车头市卫（盖章）
　　　　　　　　　　（印章）
1978-1-33
2021.4.8

关于调动黄乃聪去省里工作的文件

有关黄乃聪青年时期的记载

黄乃聪先生生前照片与各类证书

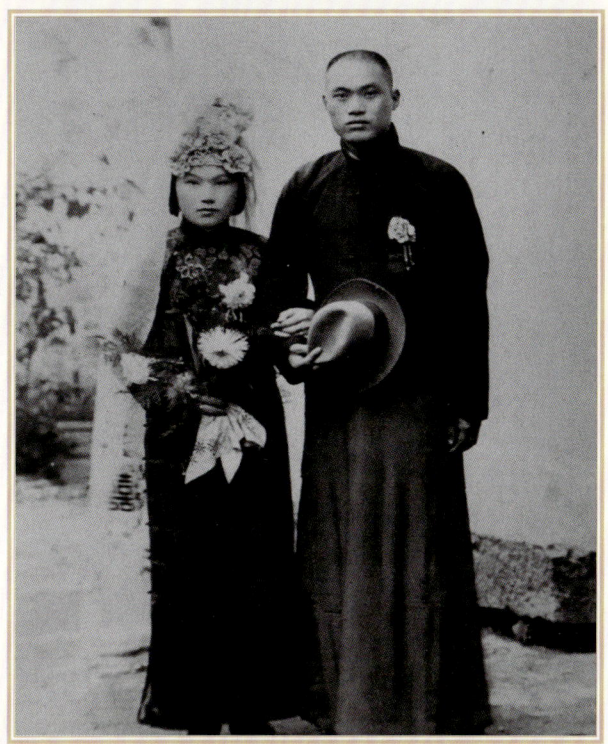

黄乃聪结婚照

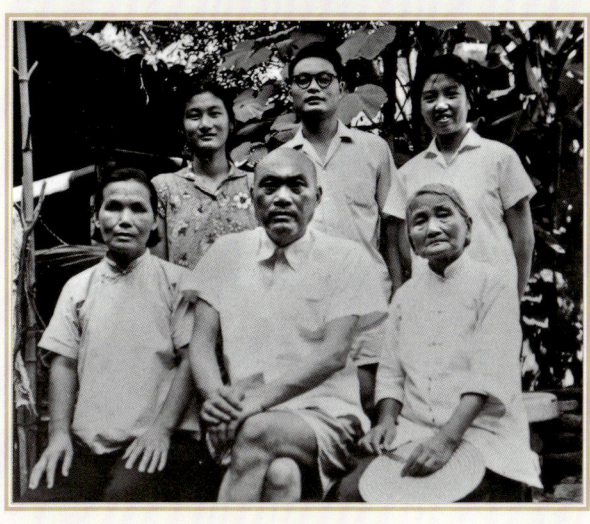

黄乃聪与家人合影

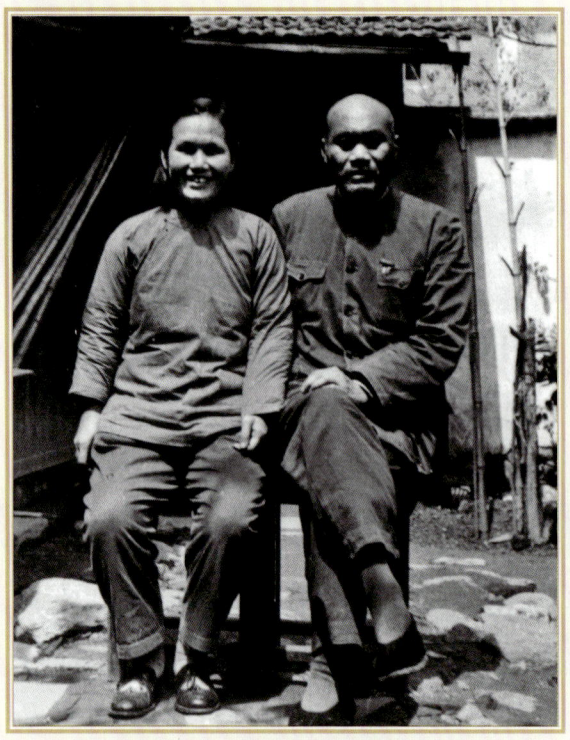

黄乃聪夫妻合影

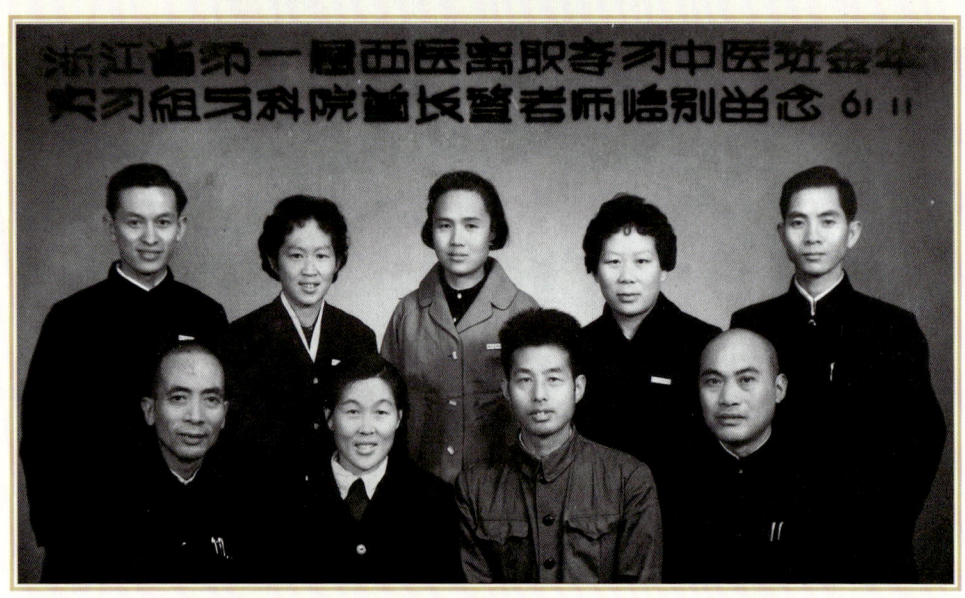

黄乃聪与浙江中医学院老师和学生合影（二排左一为沈敦道）

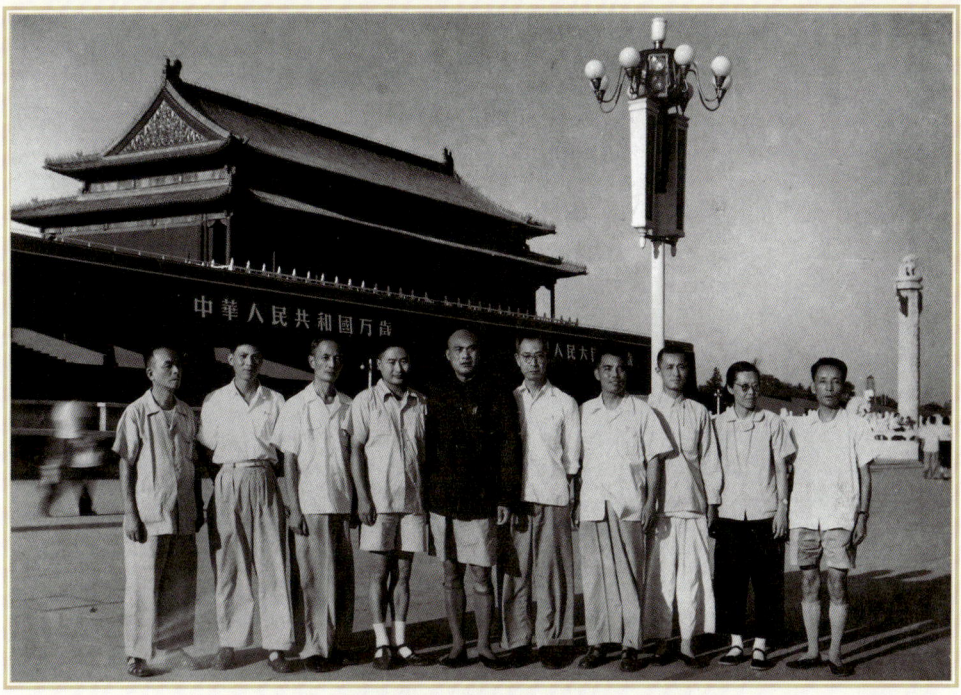

黄乃聪在北京参加会议期间

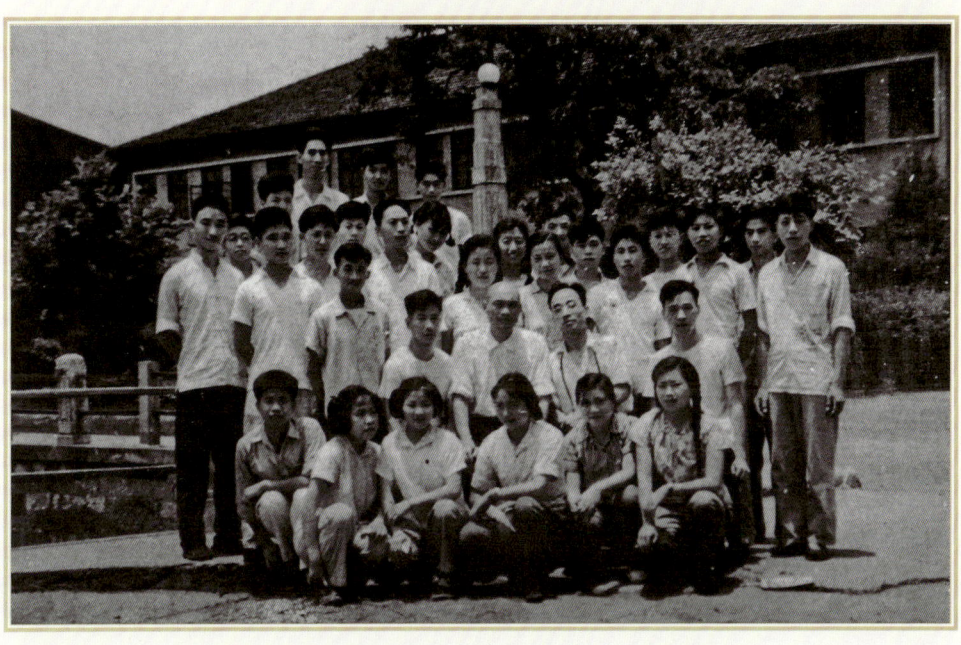

黄乃聪在浙江中医学院任教期间与大学生合影

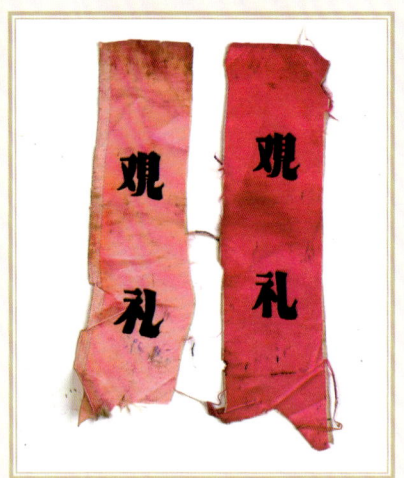

国庆十周年，黄乃聪天安门观礼券

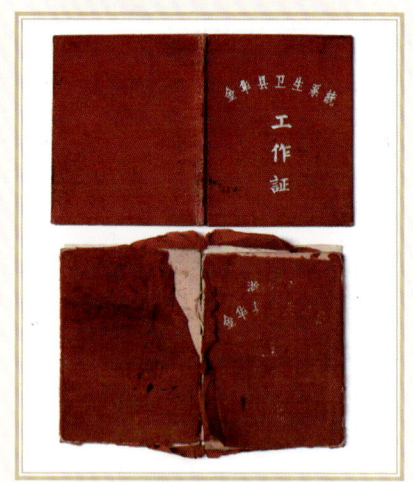

黄乃聪工作证

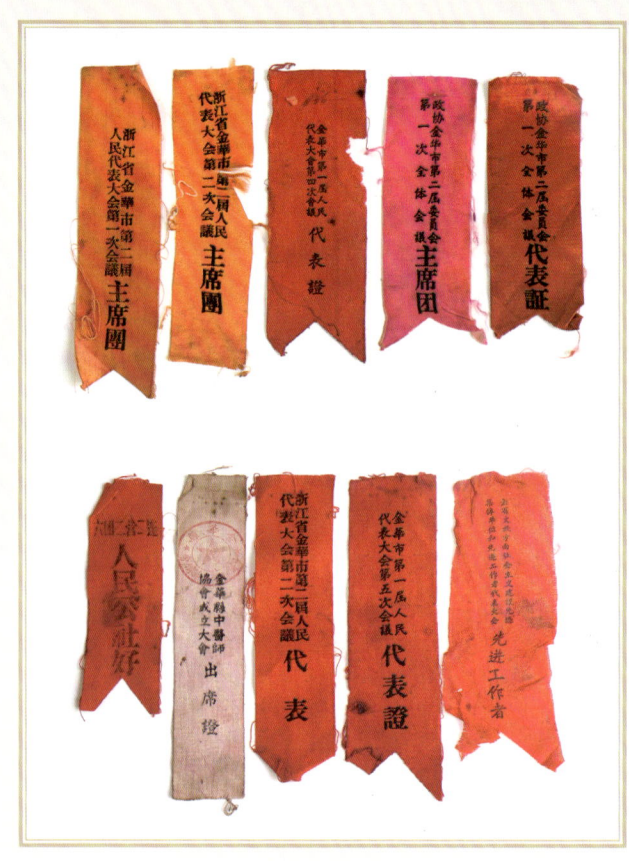

黄乃聪证书

往来书信与报道

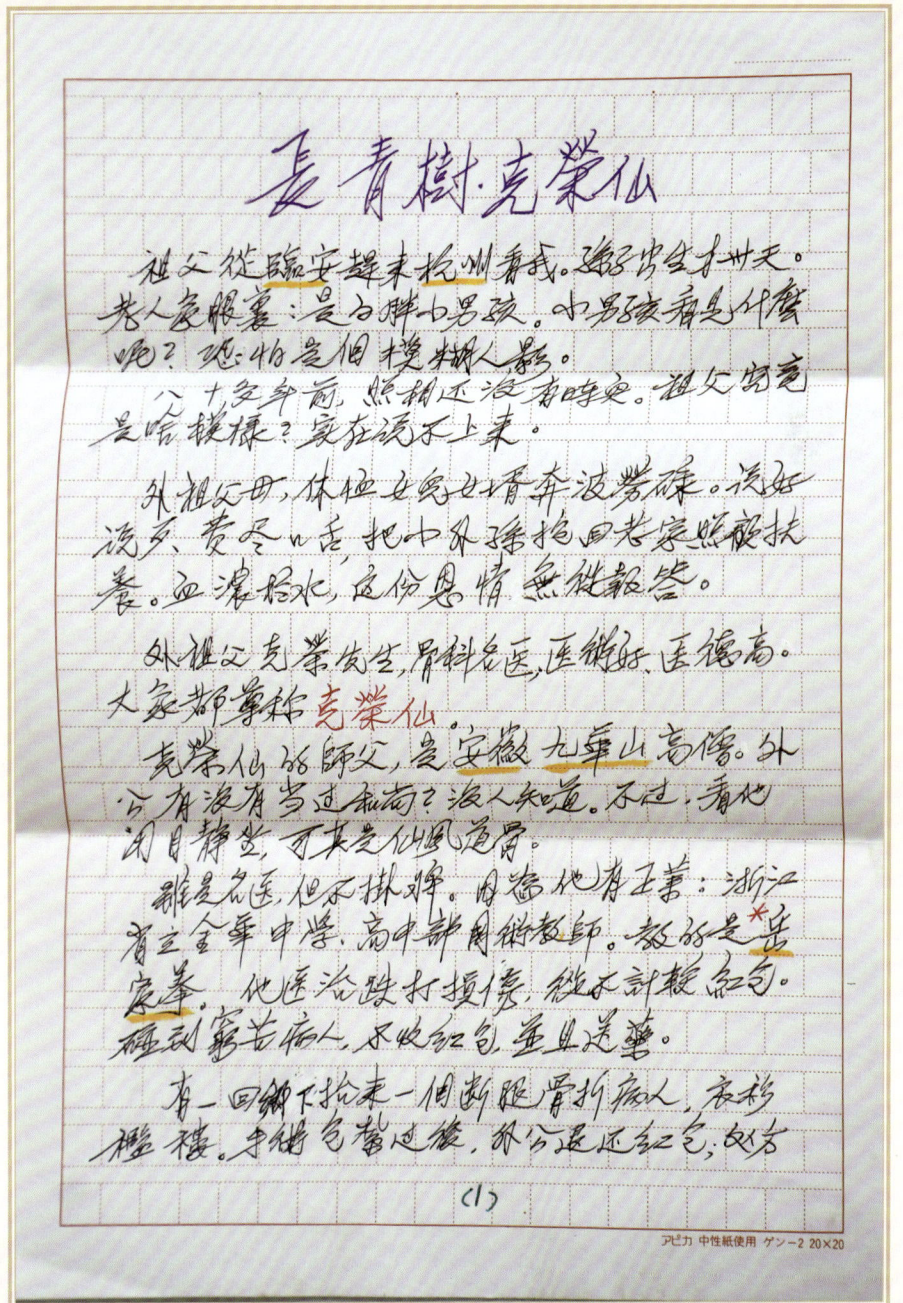

黄乃聪外孙旅美华人胡兆奇怀念郑克荣的文章

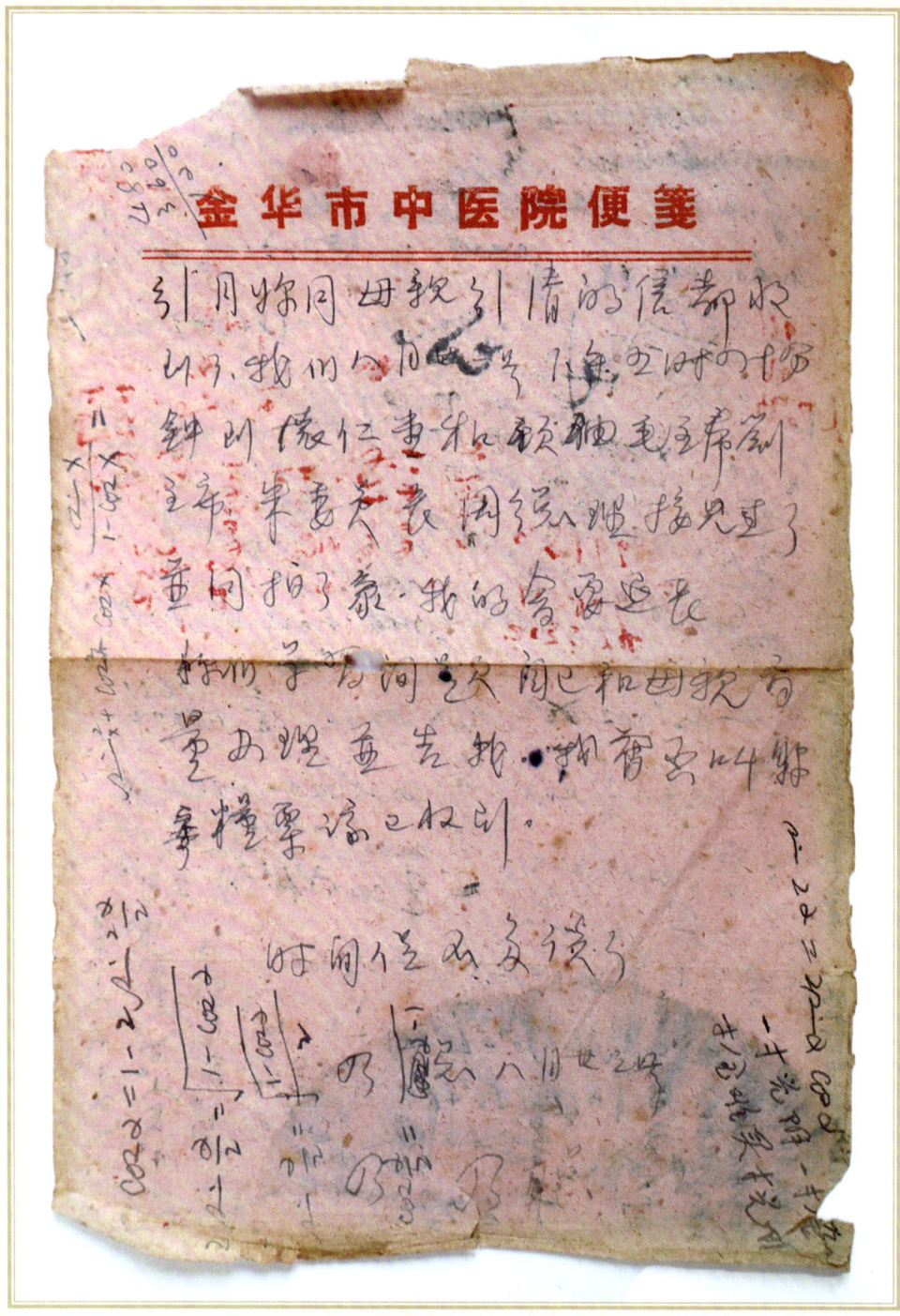

国庆十周年黄乃聪在北京接受国家领导人接见后给家人的信件

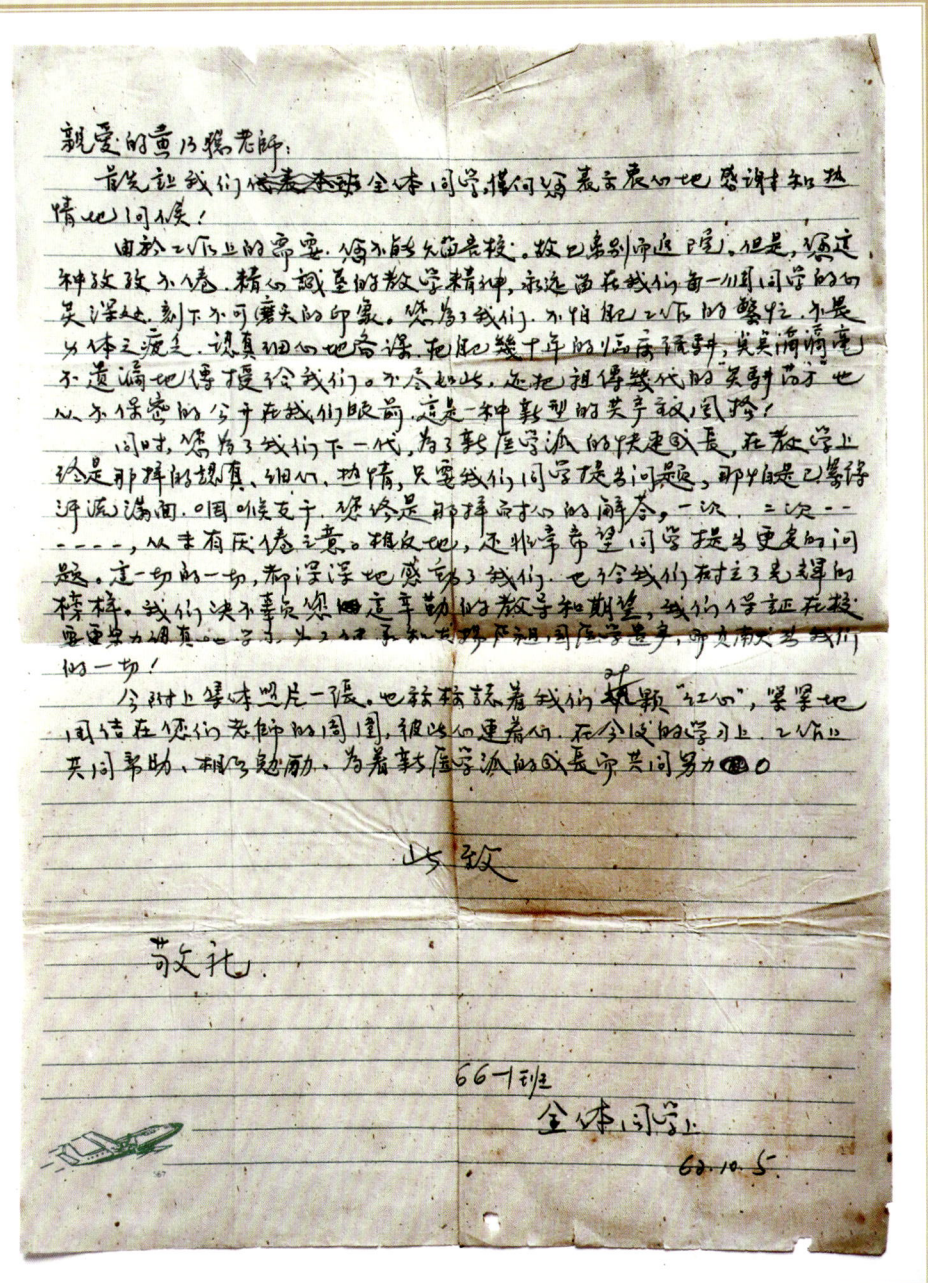

浙江中医学院的学生给黄乃聪的感谢信

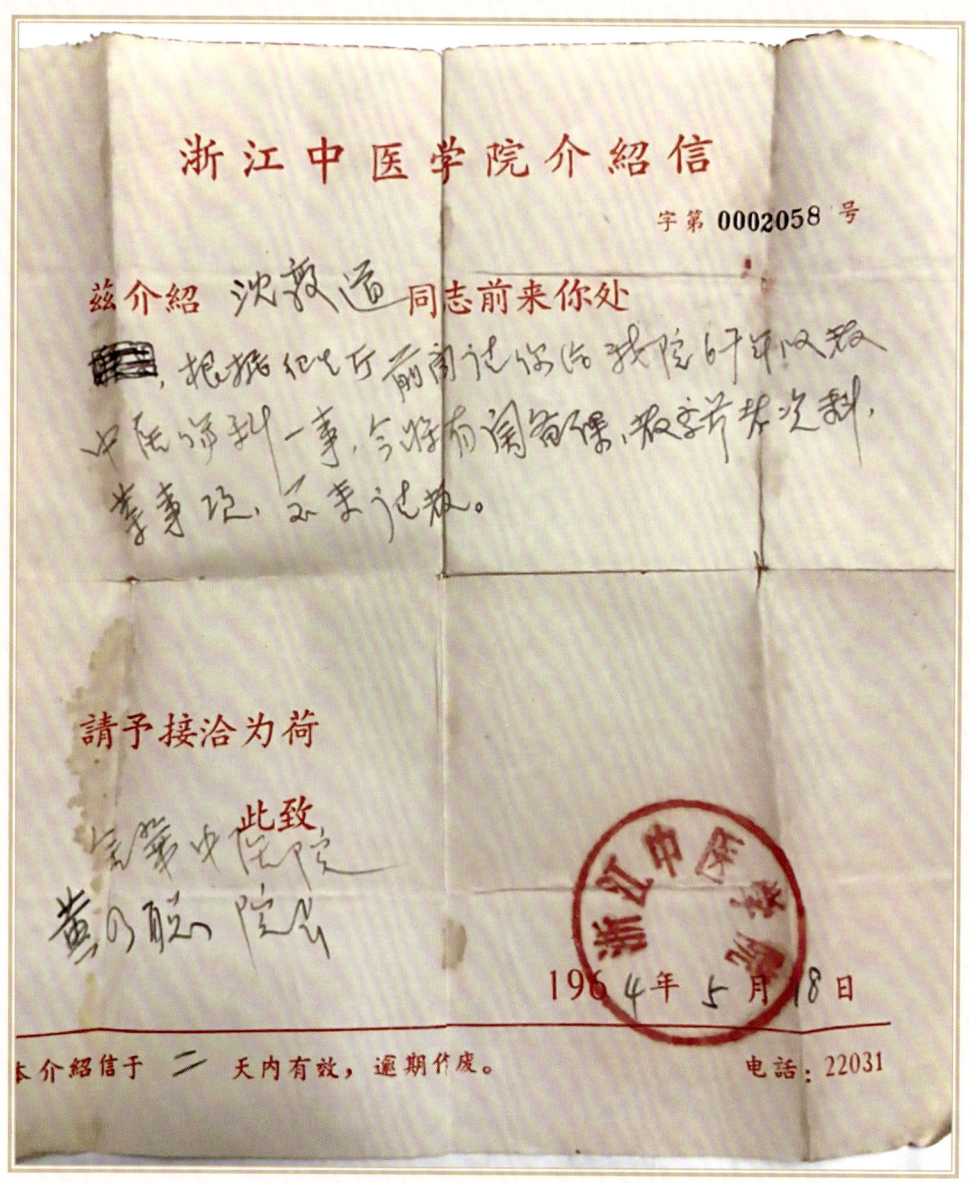

沈敦道来黄乃聪处学习的介绍信

1994年金华日报登载的文章

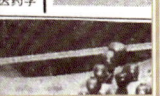

2000年金华日报登载的文章

亲友回忆

妙手济苍生，活水润杏林

——纪念我的乃聪爷爷

我的祖父黄乃聪老先生于1971年5月与世长辞，每当提起他的名字，我的内心都很沉重，也令亲人和广大病友悲痛万分。祖父黄乃聪老先生在世时是浙江省著名中医学家、浙江骨伤三大流派之黄氏骨伤科的大家，致力于中医教学、医疗工作半个多世纪，上溯岐黄之道，下逮诸家之说，力倡仲景之学，博采众长，学验俱丰，形成了自己独特的学术思想和医疗风格，并使黄氏骨伤科流派之学术思想在中医百家中独树一帜。祖父生前捐资创办金华市中医院，曾任金华市中医院业务副院长，历任金华县（市）人民代表大会代表、政协副主席，中华医学总会会员，金华市中医协会主任。岁月如梭，转眼祖父离开我们已五十多年了。在家人的回忆里，他待学生如子，将家境贫寒的两位伤科学徒（王锡林、王肖梅）养育在家，并教授其伤科技艺；待子女严格，学业上精心指导，生活上悉心关怀。为表达我的哀思，缅怀祖父，发扬他敬业奋进的精神，鞭策中医下一代，借此机会，特将黄乃聪老先生的事迹传略、治学方法、学术思想及成就等撰写成文，除了怀念老一辈，更希望能从中得到一些启迪，激励我们在各自的骨伤工作岗位上奋勇前进，不断取得新的成绩。

拜师学艺

武学与中医伤科有着深远的历史渊源，这种关系在中国历史上早有记载，追溯到古代战争兴起之时。据兵书《六韬·龙韬·王翼》载："王者师师……方士三人，主百药，以治金疮。"自宋代以后，岳家拳法在当时社会上影响很大。岳家拳系南宋名将岳飞根据自身所学，结合与敌作战实际而创立，其拳法的风格特点是虚实结合，步法独特，以气推力，与伤科医理环环相扣。当时，习岳家拳法的伤科前辈们一面习武，一面正骨治伤为业。带领祖父黄乃聪走进中医殿堂的是启蒙老师郑克荣先生，就是岳家拳法的传人，金华市金东区知名人士。郑先生为湖北蕲州捻军义和团的首领姜少庭之徒，在民国时期担任浙江省立第七中学的国术教师18年，除擅长武术外，还精通医学，早年曾在塘雅镇上行医。1923年，年仅13岁的祖父黄乃聪拜郑老先生门下学习中医临床。在学习过程中，郑老先生发现祖父勤奋刻苦，天资聪慧，于是对他关爱有加。祖父深知，学习中医就像打仗一样，最忌纸上谈兵，花拳绣腿，只有过硬的临床技能，才是行医立身之本，所以祖父非常重视临床技能的训练。他认为，中医正骨手法与岳家拳的手法一脉相通，其以推、援、守、牵、奈、逼、吸八字为基本方法，讲究吞吐浮沉，多手法结合，灵活运用，动作简朴，虚实变化，有进有退，浮沉结合，出手快，灵活多变，常人习之可形体强健，骨断筋伤者习之可快速复健，加之内服药物的调理，疾病可愈。而中医临证最为多见的莫过于外感、内伤两大类，因此，习医者必须精读细研张仲景的《伤寒杂病论》，或从《医宗金鉴》中"杂病心法要诀""正骨心法要诀"开始，循序渐进。祖父废寝忘食，埋头于对《伤寒杂病论》的学习，很好地掌握了中医基础理论和临床技能，以优异的成绩出师。1929年，祖父19岁时在金华城内净渠头57号正式挂牌诊所行医，开始实现他"济世行医，治病救人"的远大志向。

行医之路

1939年，因日机袭击金华，炸毁诊所，祖父为避战火，考入浙江省盐务局，在浙江省盐运监督处继续从医，直至抗战胜利后，祖父请准资遣返回金华。1946年，36岁的祖父在金华原址重新挂牌行医，在家中开办黄氏伤科诊所。由于他功底深厚，待人诚恳，又得名师真传，有多年的伤科积累，疗效甚佳，将无数患者从疾病的苦海中解救出来。祖父临证善于使用《医宗金鉴·正骨心法》的经方，因为经方药少力专，配伍精当，疗效独特，药价低廉，百姓能够吃得起。他每以经方愈伤科沉疴顽疾，多次将垂危的患者从死亡的边缘挽救过来。他自行购买骏马两匹，对行动不便的患者送医上门，也便于急救出诊；他还亲自为患者煎药，免费诊治。他高尚的医德，精湛的医术，赢得了患者的信赖，医名噪起，每日求治者均达百号。

祖父并不因此而感到满足，仍然刻苦努力，虚心学习。他认为，良医必须向更多医林高手学习。1948年，祖父加入了金华中医协会，获会员证书（007号）。1952年，祖父还加入金华市卫生工作者协会，获会员证（029号，类别为伤科）。1953年，祖父任金华市卫生工作者协会副主任委员。1955年2月，祖父积极响应共产党关于"组织起来走集体化道路"的号召，捐资捐物，在一无资金、二无设备的条件下组织创办金华市第三联和诊所，将家中药柜、桌椅、珍贵药材搬到诊所用。1962—1965年，祖父被浙江省卫生厅聘任去浙江中医学院授课期间，撰写大学教材，为学生讲授中医骨伤科学，鼓励学生们系统学习现代医学知识。后期的浙江省多名中医药大学校长都曾是祖父学生，包括肖鲁伟校长也是祖父的私淑传人。在此期间，浙江省卫生厅欲调祖父到浙江省中医院从事中医临床工作并兼任副院长，且在杭州六公园附近安排住房。但是，祖父觉得只要从医为民的信念没有变，身在金华或杭州无异，加上当时地委书记李学智等领导的强烈挽留，他毅然决定留在金华。1960—1961年，祖父任浙江省第一届西医离职学习中医赴金华学习班的指导老师，为大学生授课，得到学生爱戴和一致好评。空余时间，学生有问题、疑惑求教，祖父均以书信回复，及时告知。在金华市中医院期间，祖父经常深入到农村、工厂，每年巡回医疗下基层，为群众防病、治病，在常见传染病的防治方面取得了显著成效，普及医疗卫生知识，实践着他济世行医、振兴中医事业的伟大愿望。

治学特色

祖父从医、执教半个世纪，积累了许多宝贵的经验，归纳起来，主要有以下几个方面。

祖父特别强调，学中医基础理论是为了更好地在临床上防病治病，要将学到的理论切实运用到临床上去，达到"学用结合，学以致用"。他经常对学生们说，中医发展了几千年而经久不衰，一个重要的原因是中医在临床上能解决许多实际问题。在课堂上学好了基础理论，就是为了以后能更好地运用到临床实践上去。如果只会高谈阔论而不务实际，在临床上看不了病、看不好病，"华其外而悴其内"，那就不是一个真正的好中医。

祖父非常赞同历代名医名家所提倡的白日临证、夜晚读书的方法，临证可以检验所学的知识，而读书能够解决临证时所遇到的问题，两相促进，利于提高。他认为，在理论联系实践的过程中，可以通过临床实践去验证理论的是非，反过来会更加激起自己对中医理论研究的兴趣，再到实践中去发展理论。在校学习的大学生都有很好的理论基础，更要对疾病有全面系统的认识和了解，对疾病的预后要有准确的评价，治疗要特别注重手法实践，通过手法使患者在更大程度上得以保存患肢、恢复肢体功能，切实有效地解除患者病痛。

祖父建议学生们要细读深悟骨伤典籍《仙授理伤续断秘方》《伤科大成》《正体类要》《医宗金鉴》《伤科汇纂》。他系统总结了伤科的各类疾病,将其最擅长的各类骨折、脱位、金疮、战伤、跌打损伤、犬类咬伤及破伤风、气性坏疽的诊疗体会,结合自身经验,毫无保留地编写成中医药学院的教材,奉献给学校。

惠泽后人

中医各个流派都是中医学宝贵的财富,值得我们医界后人加倍珍视。半个世纪以来,黄氏沿袭师徒授受,作为培养当代中医人才的主要途径。笔者黄立毅,有幸出生于黄氏骨伤科正骨世家,成为黄氏骨伤科第三代嫡系传承人,得益于黄氏骨伤科私淑传承人肖鲁伟及姑母黄引红的亲传秘授,继承和发扬黄氏骨伤精髓,认真整理出黄氏一系列经验之谈,现分享具体诊疗医案如下。

例一:患者,女,48岁。平素右侧颈部反复出现疼痛、酸胀,向右侧上肢或背部放射,活动不利2年。3天前,在户外劳动时,受凉后出现右侧颈肩背部疼痛。查体发现头部略歪向健侧,第3～7颈椎右侧压痛,患侧颈肌痉挛,胸锁乳突肌、斜方肌、大小菱形肌及肩胛提肌等处压痛,在肌肉紧张处可触及肿块和条索状的改变。颈前屈、后伸、侧屈及旋转活动疼痛受限,椎间孔挤压试验阳性,右臂丛牵拉试验阳性。舌淡红,苔薄白,脉弦紧。X线片显示,颈椎曲度变直,椎间隙变窄,有骨质增生或韧带钙化,钩椎关节增生,椎间孔变小。中医诊断为颈椎病(风寒湿阻型),西医诊断为颈椎退行性变。

治法:活血祛风,温经通络。

处方:当归10克,酒白芍10克,赤芍10克,川芎10克,桂枝8克,葛根25克,制延胡索10克,川续断10克,红花5克,独活10克,秦艽10克,威灵仙12克,防风8克,蜈蚣2条,路路通10克,陈皮10克,生甘草3克。5剂。

医嘱：①配合中药外洗。原方中药第三道药渣加入葱白7个、老姜3片、青松针1把，加水3000毫升放入盆中煮沸，先用热气熏蒸，待水温稍凉，再用毛巾放入盆中蘸药液热敷颈背部20～30分钟，起到活血祛风、温经通络作用。②改用低枕头。睡眠高枕使头部前屈，增大了下位颈椎的应力，有加速颈椎退变的可能。③后期康复，可加强颈肩部肌肉的锻炼，在工间或工余时，做头及双上肢的前屈、后伸及旋转运动，既可缓解疲劳，又能使肌肉发达，韧度增强，从而有利于增强颈段脊柱的稳定性，增强颈肩顺应颈部突然变化的能力。

复诊：患者服药5剂后来复诊，颈项部疼痛减轻，颈部活动改善，大便日有3次。原方去秦艽，加焦山楂20克，服用7剂，颈项部疼痛、酸胀消失，压痛点消失，颈部功能活动恢复正常。

心得体会：患者人到中年，肝肾亏虚，气血不足，颈项筋骨痿软。时节冬至，患者在外劳动，由于感受风寒湿邪，风寒客于太阳经输，营卫不和，且流连于筋骨血脉，腠理空虚，出现颈、肩、上肢窜痛麻木，以痛为主，颈部僵硬，活动不利，恶寒畏风；舌淡苔白，脉弦主痛。颈椎间盘变性，髓核含水量减少，纤维环的纤维肿胀、变粗，继而发生玻璃样变性，甚至破裂。颈椎间盘变性后，耐压性能及耐牵拉性能降低，当受到头颅的重力和头胸间肌肉牵拉力的作用时，变性的椎间盘可以发生局限性或广泛性向四周隆突，使椎间盘间隙变窄，关节突重叠、错位，以及椎间孔的纵径变小。由于椎间盘的耐牵拉力变弱，当颈椎活动时，相邻椎骨之间的稳定性减小而出现椎骨间不稳，继而出现后方小关节、钩椎关节和椎板的骨质增生，黄韧带和项韧带变性、软骨化和骨化等改变。

祖父应用的原方为仲景名方——桂枝加葛根汤加四物汤加减。《伤寒论集注》载："用桂枝汤以解太阳肌中之邪，加葛根宣通经脉之气。"葛根性平，为方中主药，能祛风邪、解肌表，以此用之为使，而佐桂枝汤之用，以救邪风之盛行于肌表也，又伐阳明之邪。治项背强都要用到葛根，殆以葛根为治项背强的专药。葛根有解表、解热、解毒诸作用。四物汤中当归甘辛温，为补血良药，兼具活血作用，佐以白芍养血益阴、缓急止痛，川芎活血行气，羌活、独活、防风祛风除湿，蜈蚣走窜搜剔，专入肝经，止痛效力强，全方共奏祛风除湿、温经通络之功。原方服用5剂后，出现大便日有3次，考虑为秦艽所致，因为秦艽味苦、辛，性微寒，故去秦艽，加焦山楂20克，服用7剂，痊愈。

例二：患者，男，12岁。一天前，患者在踢球时不慎跌倒，右手掌着地，腕部极度背伸，致使右手掌疼痛，活动障碍。查体见右腕关节疼痛、肿胀，呈前屈30°，中指不能伸直，五指自然分开，月骨部压痛明显，并向掌侧凸出，手指感觉良好，肢端血运良好。X线侧位片示右腕月骨脱位。

治法：①按照黄氏正骨手法，对于该类型复位运用祖父推、援、守、牵、捺法。嘱患者取坐位，肘关节屈曲90°，一助手牵拉前臂，另一助手牵拉拇指及其余四指，实行对抗牵引，同时将患肢前臂逐渐旋后，术者双手拇指握住腕部，向掌侧端提，使桡骨与头状骨之间的关节间隙增宽，用两手拇指推压月骨凹面的远端，使月骨进入桡骨与头状骨的间隙，嘱二助手逐渐使腕关节掌屈，患者中指可以伸直，即复位成功。②石膏外固定。复位成功，屈曲肘关节90°，用石膏托将腕关节固定于掌屈30°位1周，再改中立位3周，并悬吊于胸前，嘱咐患者注意肢端血运，禁在早期做腕关节的背伸动作，防止再脱出。③内服黄氏伤药破瘀行气汤。④4周后，解除外固定，开始做腕关节的主动伸屈活动。

心得体会：月骨脱位，属于中医"脱臼""出臼"的范畴，患者年幼，气血不充，筋骨未健，加之摔伤时手掌着地，腕部处于极度背伸位，关节失去正常对合，发为此病。手法复位是本病的关键，根据脱位的治疗原则，欲合先离，遂原路返回，通过杠杆作用松弛肌肉，拟定复位手法，加之内服中药促进愈合，在后期肿胀消退、关节功能恢复后，再加强腕关节的功能锻炼。

例三：近年来腰椎间盘突出症发病率逐年提高。据国内不完全统计，2010年腰椎间盘疾病发病人数达4000万，10%～15%的患者诊断为该病，收治住院的病例高达25%～40%。笔者平时在门诊中接诊这类患者比比皆是。

腰椎间盘突出症是一种慢性疾病，已成为全球性公众卫生问题。思虑再三，2015年我们本着循证医学慎重、准确和明智的态度，应用门诊获取的最佳研究证据，同时结合黄氏骨伤科流派的专业特色，以及患者的价值观和意愿，启动了金华市级课题项目《黄氏伤科之万应膏合腰痛汤治疗腰突症的疗效分析》，认真设置3组，完成120例患者的疗效观察，每一例患者的病情都有详细记录、检查及使用膏药的不良反应及时记录，力求数据真实有效。经过项目研究，治疗过程中运用直观模拟标尺法进行评价，最终研究结果显示，分期运用万应膏外敷合独活寄生汤治疗腰椎间盘突出症，内服外用并举，能充分发挥中医疗法的优势，起效快，且疗效明显优于不分期对照组（$P < 0.05$），提示万应膏合独活寄生汤治疗腰椎间盘突出症疗效确切，操作简便，适合在临床工作中使用。

例四：2018年，笔者基于股骨头坏死治疗上的一些感悟，拟对祖父生前运用补肾活血方治疗股骨头坏死开展动物实验研究，启动省级课题项目研究。本项目拟通过研究总结补肾活血方对激素性股骨头坏死模型骨髓基质干细胞成骨分化的影响，明确补肾活血方在激素性股骨头坏死骨修复过程中的作用，并分析其分子生物学机制。研究总结黄氏补肾活血方对激素性股骨头坏死模型骨髓基质干细胞的成骨分化作用的机制，补肾活血方对激素诱导的股骨头坏死动物模型体内骨修复的影响，以明确补肾活血方在股骨头坏死骨修复过程中的显著作用。

另外，中医药非遗项目在近年来日益受到重视。千百年来，在历代医家的医疗实践中，中医传统制剂积累了丰富的经验，形成了独特的制剂技术，是中医学宝库中的重要组成部分。中医传统制剂以中药为原料，最具代表性的传统剂型有丸、散、膏、丹。黄氏骨伤科也被列入非物质文化遗产，作为嫡系传承人，吾当尽心尽力，不辱使命。

今年是祖父诞辰113周年，谨以此文纪念！

黄立毅

2023年12月7日

人逝远去，风范永存

——回忆父亲黄乃聪的往事

父亲离开我们已五十多年了。从医的他忠实地履行了先师郑克荣"半积阴功半养家"的祖训，为人正直善良，处事待人真诚，对家庭负责，对弟子严爱，特别是对中医事业异常执着，对骨伤医学的研究倾注了毕生的精力，直至生命的最后时光。在他行医近五十年的生涯中彰显出医德高尚、救死扶伤、甘于奉献等令人敬佩的精神，"一代名医，整骨神手"的美誉至今被众人传颂。在我们家中，至今仍完好保存着他凝聚几十年心血撰写的大量骨伤研究书稿，见证了他不平凡的一生。

回忆起父亲，他没有上过一天学，却能在大学授课，在医疗条件严重不足的年代里，能征服重症颅脑损伤、破伤风、犬类咬伤等疑难杂症。他没有傲人的学历、显赫的文凭，却有独树一帜的手法技能，在中医骨伤领域闯出一番天地，治愈难以计数的患者，最终形成了浙江中医骨伤三大流派之一的黄氏骨伤科。

一流的技艺，精湛的手法

父亲年幼时家境贫寒，生活所迫，在年仅9岁时由其堂兄黄瑞亭托人送到当时金华开明绅士、浙江师范大学原校长蒋风的祖父蒋瑞祺（字连僧）开办的"贫民习艺所"（现为汤溪福利院）当学徒，由于天资聪慧，肯动脑筋，不怕吃苦，他到13岁时就掌握油漆、编藤、织席等三门手艺并结业，出师后，拜入时年浙江省立第七中学国术教师郑克荣门下学习中医骨伤及岳家拳法（2009年列为省级非遗）。19岁在金华市净渠头57号开设中医骨伤诊所，之后他在师傅的指导下，不懈努力，刻苦钻研，认真实践，善于总结，再加上热情慷慨，甚至贴钱送药帮助经济拮据的患者，人到中年，医名日隆，加上他治疗的患者口口相传，使得金华城中八方求诊的民众纷至沓来，络绎不绝，我们这些子女常常在家中看到受伤的患者前来，也常常听到他们对父亲的赞扬。

去年一位老者来家，现年87岁，姓支。他于1948年秋14岁时，因不慎从农村家中二楼坠落，当时头先着地，幸而落在地上一捆稻草之上，头部才幸免开花，但因受猛烈的撞击后，颈椎嵌入了一大截，当时浑身麻木，等到被大人发现时头身已不能动弹，上肢麻木胀痛难忍，情急之下由家人抬送到父亲的诊所来。父亲详细询问患者受伤经过以后，与之闲谈数语后分散其注意力，趁其不备时，父亲转到患者身后，左手抓住患者头发，右手猛拍其颈部两掌，患者感到麻木加剧后，头颈已能伸出，痛感减轻，头也可随之转动。父亲嘱咐患者回去卧床静养1周，开了五剂中药。大约过了半月，患者上肢麻木症状消失，痊愈。老人回忆起当年受伤经过，仍心有余悸，70多年过去后，身体一直较好，患处也没有后遗症。这位老人很感激父亲，因此成了我家好友，时至今日仍保持联系，往来走动。

1958年，许多炼钢工友受伤后未足够重视，出现20多人因骨折摔伤感染而导致破伤风的情况。患者最先出现胸闷、腹胀、牙关紧闭，后来发展到四肢抽搐、角弓反张，不少人奄奄一息，命在旦夕。这批患者被送到父亲所在的医院就诊，父亲凭着伤科的临床经验，大胆创新研发两剂中药疗法，以效强价廉的蜈蚣、僵蚕、全蝎等入药。经过父亲治疗，这批患者转危为安，先后痊愈，无一例死亡。之后，这"两剂"药救治了更多的破伤风患者，赢得了政府及社会民众的充分肯定，父亲因此受邀于1959年12月参加了在北京举行的全国卫生工作会议，并在大会上作了"向党报喜——经典经验"的发言。1958年2月、1960年2月，父亲先后两次获得了浙江省社会主义建设先进工作者称号（被评为省劳模，获得419号奖章证书）。1960年8月，父亲参加全国政协会议，并于8月22日下午5时40分，在中南海怀仁堂受到党和国家领导人的接见并合影。

20世纪60年代，金华一所中学有个同学玩耍，从围墙上跳下来时，不慎撞在石头上，其大拇指严重脱位变形，整个手指退缩到腕关节部位，手肿得发紫，老师急忙将他送到金华地区医院。当时骨伤科医师都未见过这种情况，患者病情复杂，医师感到无从下手，就建议患者到省城大医院治疗。这时正好被该院的内科主任毛应骥看到，他马上让患者找我父亲医治。当时父亲自己已经患病在床，情急之下，他不顾自己吐血的病体从床上起身。父亲用一块调制伤药膏的牛角刀把手，抵住了患者手指的指根，又用左手整复，不多时，只听到咔嚓一声，患者的拇指就复位了。这时受伤的同学破涕为笑，陪同而来的老师感激地说："先生有这等本事，我们当第一时间到您家，省去很多折腾，少吃很多苦头。"

严谨的规矩，慈善的教诲

父亲是个传统、质朴、严实的规矩人，他常常教导子女做人要守规矩。一个人的成长过程，离不开家庭、社会关于道德、技能、文化、法制等诸多方面的教育和约束，努力成为立足于社会的有用之人。父亲也是这样，要求我们这些子女做到诚实、守纪，待人接物要礼貌，讲信义，别人的长处要虚心学习，利益面前不眼红，不义之财不可取；在平时生活上，父亲要求我们站坐有相，吃饭时不能交谈，用筷子夹菜时不许乱翻碗碟，不可浪费粮食，穿着要大方整洁。

父亲在世时，拿的是专家技术工资，收入比较高，但是我家所有的家务活都是父母亲一起承担，例如劈柴、挑水、买煤饼，以及搬运修屋整地用的沙泥、砖瓦等建筑材料，这类重活，一般的家庭通常是雇人完成的，但是在我家，全是父母亲力亲为。在我们小的时候，没有自来水，取水要去井里挑，都是父母去井里挑水回来；等到我们稍长大以后，就是兄妹轮流挑水。父亲还要求家里男孩子，逢寒暑假期不上学的日子，就去金华婺江边的砂石厂参加挑砂劳动，当时的报酬，挑一担河砂只有五厘至一分的回报。另外，在父亲偶尔得空时，还会教我们兄弟二人习武，从十岁时起我们便练习岳家拳。现在想来，父亲是想培养我们热爱劳动、吃苦耐劳的好习惯，可谓用心良苦，而我们也正是因为从小经历了劳动锻炼，有较强的体力和艰苦环境中磨练出来的意志，所以，无论是生活上的艰辛，还是精神上的挫折，遇到苦难、身处逆境时，我们都能够坦然沉着，一一克服和排除，这是父亲留给我们一生受用的精神财富。

此外，父亲对家人总是充满慈爱和关怀。他像千千万万的父亲一样，给予我们无微不至的关心和爱护，在家中对祖母嘘寒问暖，有好吃的先让老人享用，对妻子关心爱护，相敬如宾。父亲常说，三百六十行，行行出状元，只要有兴趣，喜欢的事情，学什么都行。当年，大姐考大学选择专业时，一律由大姐自己做主，父亲从不横加干涉。20世纪60年代初，国家困难时期，父亲体力透支，积劳成疾，因此住院。有一次，医院为住院患者发了一个咸鸭蛋为早餐之用，在当时算是稀罕物，他舍不得自己吃，悄悄托送饭的儿子带回家里，然后分给家里九口人吃，尽管每个人只吃到蚕豆粒大小一颗，但现在我们回想起那味道，真是比山珍海味都强千百倍，心里的甜蜜温暖油然而生。

宝贵的经验，无私的奉献

父亲一生忙碌，作为一院之长，既要管理，又要坚持每天门诊，日均门诊都在百号以上，绷带夹板都是自己制作和清洗，手法整复、包扎固定、换药复诊从不假手于人，繁忙程度可想而知。另外，他长期担任县（市）政协副主席、县（市）人民委员会委员、中医协会主席，到了节假日，他不是去出诊，就是去各大药房了解情况。在我们印象里，社会活动频繁，社会各界人士络绎不绝，登门求诊时，无论高低贵贱，父亲都一视同仁，甚至对生活贫困的患者还赠其路费，垫付药资。在我的记忆里，虽然父亲与我们生活在一起，见面的时间却非常少，在他深夜回来时我们早已熟睡，第二天，我们没起床，而他又很早地去医院。有时候半夜醒来，见到书房还灯火通明，他在秉烛夜读，抽出时间坚持不懈地学习、写作，于早期取得中医学院函授大学文凭；推崇《仙授理伤续断秘方》《伤科大成》《正体类要》《医宗金鉴》《伤科补要》《医家四要》等专业书籍；结合临床，总结撰写大量的论文、讲稿，以及经验之谈，编著浙江中医学院的教材，收录在《伤科心传》一书中，特别是以四诊八纲为治疗依据，证分轻重表里，候分缓重疾徐，势别恍惚，掌握规律，灵活不拘；根据病理变化，提出"七上八落""三让四追"的疗法，用于治疗骨折、脱位、金疮、跌打损伤和气性坏疽等疑难杂症；自制伤药水、伤软膏、内服药粉，诊断、整骨功夫很深，奇特的手法独树一帜。1972年间，国家卫生部派专人到金华家里寻访，得知家父已逝，惋惜不已。

父亲常说学无止境，学海无涯，生命不息，研究不止。平时他经手医治的重症患者，案例均有详细记录，对症用药手法均装订成册，还有大量的针对性强、实用性强的论文，从我们保存的文字资料中，看到了他对中医骨伤事业的执着和追求，看到了他对后代医家毫无保留的指导。父亲在1953年成立金华中医联合诊所时捐资捐物，1958年捐巨资创立中医院（金华市志有记载），甚至父亲将黄氏伤药膏、伤软膏、伤药水的配置秘方及制作工艺无偿献给中医院。时至今日，这些特色伤科用药依然是医院的当家产品，造福一方百姓，治愈了难以计数的患者。

回忆起父亲的一生，他是祖母的好儿子，母亲的好丈夫，儿女的好父亲，更是千千万万骨伤患者的好朋友。虽然人逝远去，但他风范永存，永远活在我们的心中。

黄昌进　黄昌一
2023 年 12 月 10 日

怀念恩师黄乃聪

1962年10月，我经塘雅卫生所和金华县卫生科推荐、审核，到金华市中医院报到，学习中医。当时办公室通知我第二天到院长办公室面试。第二天上午10时左右，我到了金华市中医院将军路门诊部楼上黄乃聪院长的办公室，在场的还有中医院管人事的叶贤良科长。黄先生首先问我为什么要学中医，要做一位怎样的医师，随后就问我已学过哪些东西，做过哪些医疗工作。一直提问到将近12时，黄先生的小女儿都来接他回家吃中饭了，黄先生还在问我"五禽戏"是谁提倡的？是哪几种动物？我说是华佗最先提出的，五种动物我讲了四种，就呆在那里了，还有一种一时说不出来，黄先生6岁的小女儿这时开口说"猴子"，我就一下子脱口说"猿"。黄先生笑了笑又问我到中医院来学习什么，我说先学中医内科。先生又问"为什么要学中医内科"，我说中医内科是各科基础，我想先把它学好。黄先生接着就说"跟我学骨伤科好了"。就这样，我跟了一位德高望重、医技高超的师父。说来真的很神秘，后来在我参加职称考试的时候都有关于华佗"五禽戏"的考题，我都考得很好。

面试后的第二天，我就到了黄先生的门诊。先生安排我坐在他的对面，科室内还有王锡林师兄、陈东福师兄。开始的时候，我用耳听、用眼看、用手记笔记，一点都不马虎，两个星期后，我就开始帮师父包扎换药，整复时做师父的助手。先生每周一至周六上午门诊，下午参加中医院各种会议或其他社会活动，还经常到金华第二医院会诊或到附近村庄出诊。每天下午我就跟两位师兄学习，接诊完了，下午3时以后，我同师兄一起准备第二天用的伤药饼、伤药水、膏药，各种马粪纸做的夹板、外套，有时晚饭后还要加班。黄先生的门诊量很大，每天要诊治100～120人次，担心乡下人当天回不去，他一直坚持把已挂号的患者诊治完毕，中饭往往要推迟到下午1～2点。他的小女儿经常要催他回家吃中饭，先生就说"快了快了，等这些叔叔阿姨看好病了，我就同你回去吃饭"。他的小女儿很乖，一直等在先生旁边。

在4年多的日子里，黄先生诊治了头颅、脊柱（颈、胸、腰、骶尾椎）、四肢、骨盆、锁骨、肋骨、胸骨、肩胛骨各种类型的骨折患者，诊治了下颌关节、肩关节、肘关节、掌指关节、髋关节、膝关节（髌骨移位）、踝趾关节各种脱位患者，挫扭伤、脑震荡患者不计其数，骨伤科的疑难杂症——高低位截瘫、骨不连、骨髓炎、股骨头坏死症屡见不鲜，危急重症如颅内出血、气胸、血胸、肝脾破裂、破伤风、气性坏疽等也不少见。颈肩综合征、腰腿痛、膝关节退变、骨质疏松,每天都有7～8位患者来诊,先生对每位患者都有自己的处理方法和独特的见解,为此,我必须把先生在诊病时的一言一行都要牢记在心,用手记录下来。

先生带教学生的方法方式很多,除在临证时言传身教外,还组织学生集中上课培训,当时在中医院内就办了一个培训班,用浙江中医学院编的教材如《医古文》《内经》《金匮》《伤寒》《诊断学》《中药学》《方剂学》《解剖》《生理病理学》等;聘请了当时医院内各科室的老医师如邢志林、蒋鸿钧、宋志澄、吴为益、方寿征等给我们这些学生上课。先生要我们整理书写典型医案,出论文题目要我们查资料书写医学论文。我们写好的医案、学习小结,他都认真进行批注、订正。先生到浙江中医学院授课时,还带我去做旁听生。带教中,他特别重视医德医风的教育,召开职工大会时,就用"达则为良相,不达则为良医""富贵不能淫,贫贱不能移,威武不能屈"来教导我们,用"大医精诚论"来教育我们,要我们全心全意为人民服务。同时要我们好好学习西医知识,不要有门户之见,要相互取长补短。在这方面,先生也做得很好,他同金华第二医院骨科主任吴风堂是知交,我经常同先生一起到金华第二医院骨科病房去会诊,邀请会诊的都是吴风堂主任科室内的各位医师。先生从来不诋毁他人,在先生接诊的患者中有许多是乡村医师,或者是经西医诊治过的,他从来不说其他医师怎样,患者有怨言时,他总耐心解释,消除患者的不满。说到这里,我要说一个先生如何化解患者之间矛盾的往事。在先生开诊所时,澧浦村那边曾因纠纷发生斗殴,双方在不同时间都到先生处就诊,并送先生厚礼,先生不声不响,收下双方礼品,并告诉他们某日到先生家去。双方都到先生家时,先生就把他们送的礼品都拿出来退回双方,同时把双方伤情讲清楚,劝他们不要因为一点小纠纷就大动干戈,相互不和。双方听先生一说,都认识到自己的不是,拿回礼品,高高兴兴地回家了。骨伤科医师碰到因纠纷而受伤的患者是很多的，先生的做法真让我们这些做学生的受益匪浅。

　　后来先生病重，肺结核晚期，当时我还是正常去他家看望他。他总是说："以后不要来了，怕传染给你的。"我诺诺答应，但还是经常借故去看望他老人家。先生住院，说要草药叶下红，我就骑了自行车，先跑金华市医药公司，再到金华市人民医院；听说澧浦卫生院有，就骑车赶到澧浦卫生院；方医师说岭下卫生院肯定有，我又赶到岭下卫生院，拿到叶下红后赶回金华，同先生的大女婿一起送到罗店结核病疗养院。先生一看到我们到病房来就说："你们不要来，这是结核病房，要传染的。"让师母把他的材料给我一份，叫我们赶快回去。我俩不舍地离开病房，回金华了。哪知道这是我们师徒见的最后一面！先生因病情恶化，第二天赴杭就医，不久后就离开了我们。先生自己身患重病，还在处处为我们着想，现在想起来我还是会以泪洗面，呜呜抽泣。

学生：洪时清
2024年2月

后　　记

肖鲁伟先生是浙江省国医名师，是德高望重、医术精湛的中医名家，也是我非常尊重的老师，和我们黄氏的渊源很深。

肖鲁伟先生利用现代信息技术，将凡是标注与黄乃聪先生有关的报道、文章、书籍都——搜集整理。他走访过黄乃聪先生所在医院的新老领导和同事，访问曾经聆听过黄乃聪先生授课、现已经近八十岁的学生叶海及其他的徒弟与弟子，还访问过另外两位骨伤大家——嘉兴罗氏骨伤流派和宁波陆氏骨伤流派的传承人。肖鲁伟先生搜集了黄乃聪先生的相关资料，也访问过经他治疗的患者，搜集到一张黄乃聪先生亲笔书写的病案处方，在学校的档案室查到了当时学校和卫生厅商调黄乃聪先生到学校任教的公函和在学校授课的课程表。在这些珍贵的资料里，肖鲁伟先生深切地感受到黄乃聪先生的力量，体悟到其不计个人得失、为中医药事业奔走呐喊的情怀，常常教导我们黄氏后辈要厚植大医精诚、济世救人的中医精神。

肖鲁伟先生对黄乃聪先生心怀敬仰之情，在关于浙派中医学术的巡讲中，多次强调要后辈们很好地传承黄氏流派的学术思想，认真学习黄乃聪先生的智慧和经验，使后代医家能在临床技能、诊疗思路、学术理念等多方面得到锻炼，高效强化临床实践能力，这样才能开阔思路，激发临床思维，推动现代中医药的发展。肖鲁伟先生敬重黄乃聪先生高尚的医德医风，折服于黄老先生的医技医术，潜心研究黄氏骨伤科流派核心理论、特有手法、医案验方、手稿论文，志在与黄氏骨伤科流派同仁一起努力，将黄氏的学术经验和技术保护好、继承好、利用好、发展好，以服务于当今的医疗卫生工作，服务于患者。

肖鲁伟先生担任过浙江中医药大学的校长、浙江省中医药学会的会长、中华中医药学会骨伤科专业委员会副主任委员和浙江省中医药学会骨伤专业委员会主任委员。他目前任浙江省骨伤研究所所长、浙江省名中医研究院院长、中国非物质文化遗产保护协会中医药委员会副会长。肖鲁伟先生在骨伤界朋友众多，获取相关史料的条件也非常充分，数十年间苦心搜集声名卓著的浙江中医骨伤三大家之一黄乃聪先生的资料，深度理解、剖析黄氏骨伤科流派的学术思想和核心技术对黄氏流派、对浙江骨伤事业传承发展的突出贡献，并从黄氏骨伤科流派资料中寻找精华，建议笔者将这些内容整理成书，以便更加鲜活和完整地呈现浙江中医骨伤发展的一段历史。肖鲁伟先生与黄氏后代共同寻访黄乃聪先生在金华塘雅的故友、故居，到墓地追悼，共同学习探讨研究黄乃聪先生遗作，对黄氏骨伤科流派的传承和发展做出了巨大的贡献。

为表达我对祖父的思念，缅怀他的光辉业绩，发扬他敬业奋进的精神，鞭策中医下一代，特将祖父的事迹传略、治学方法、学术思想及成就等撰写成文。除了怀念老一辈，更希望本书能给大家一些启迪，激励我们在各自的骨伤工作岗位上奋勇前进，不断取得新的成绩。

本书能顺利出版，要特别感谢肖鲁伟先生的辛勤指导。

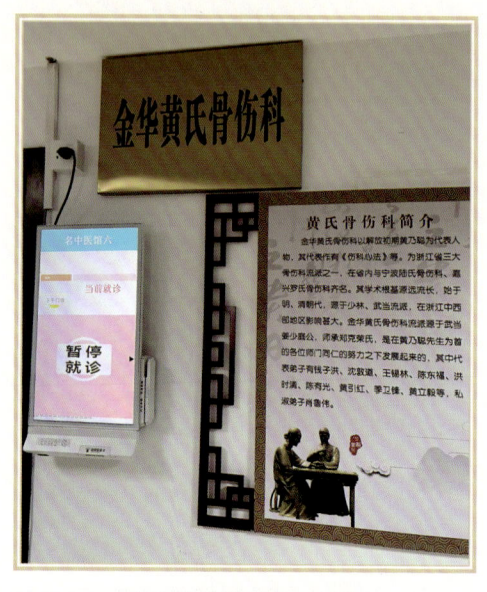

金华黄氏骨伤科工作室

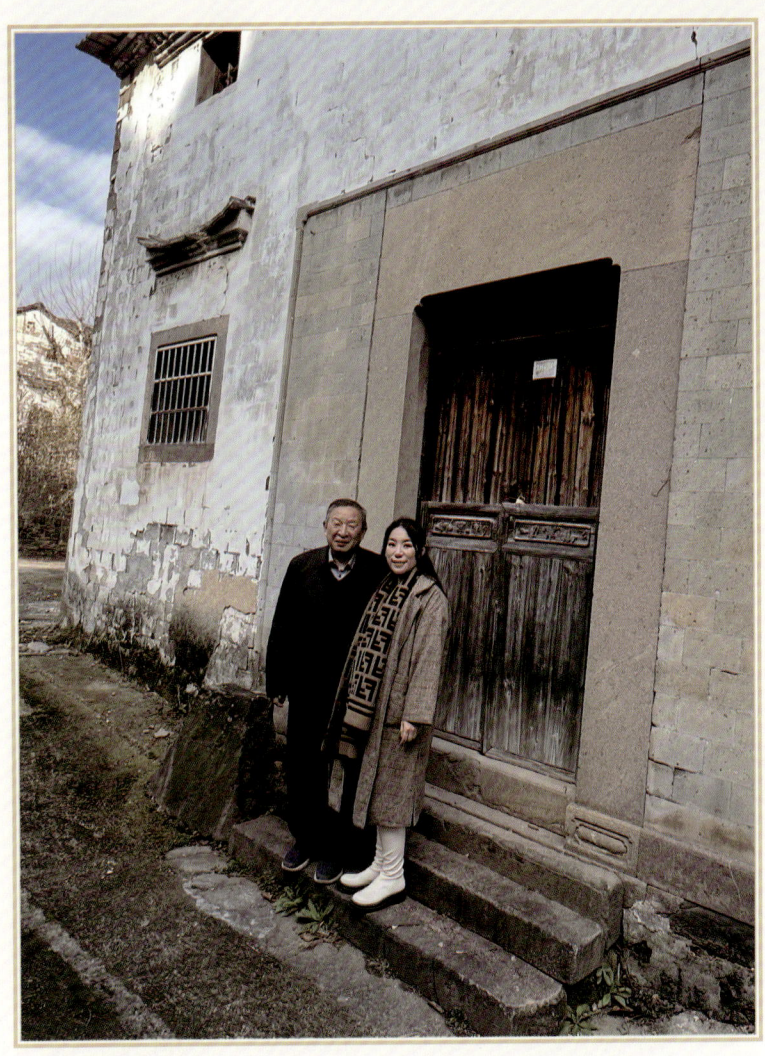

2024年1月，笔者在黄乃聪先生故居与肖鲁伟先生合影

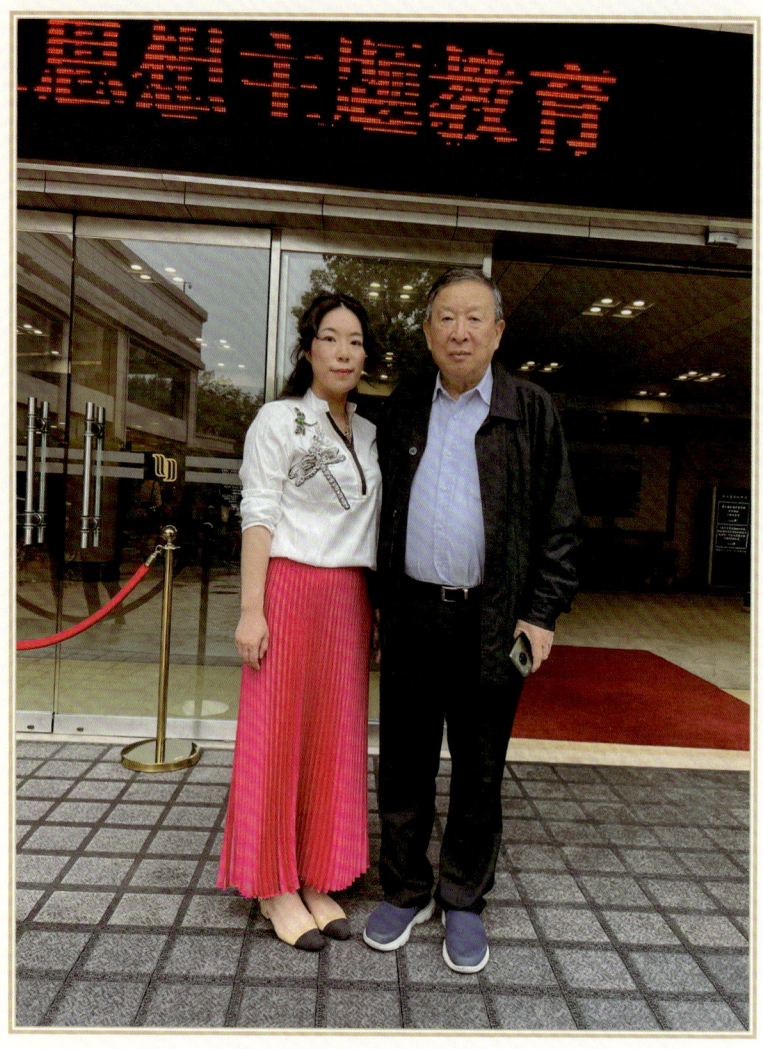

2023年5月，浙江省骨科年会期间，笔者与肖鲁伟先生合影

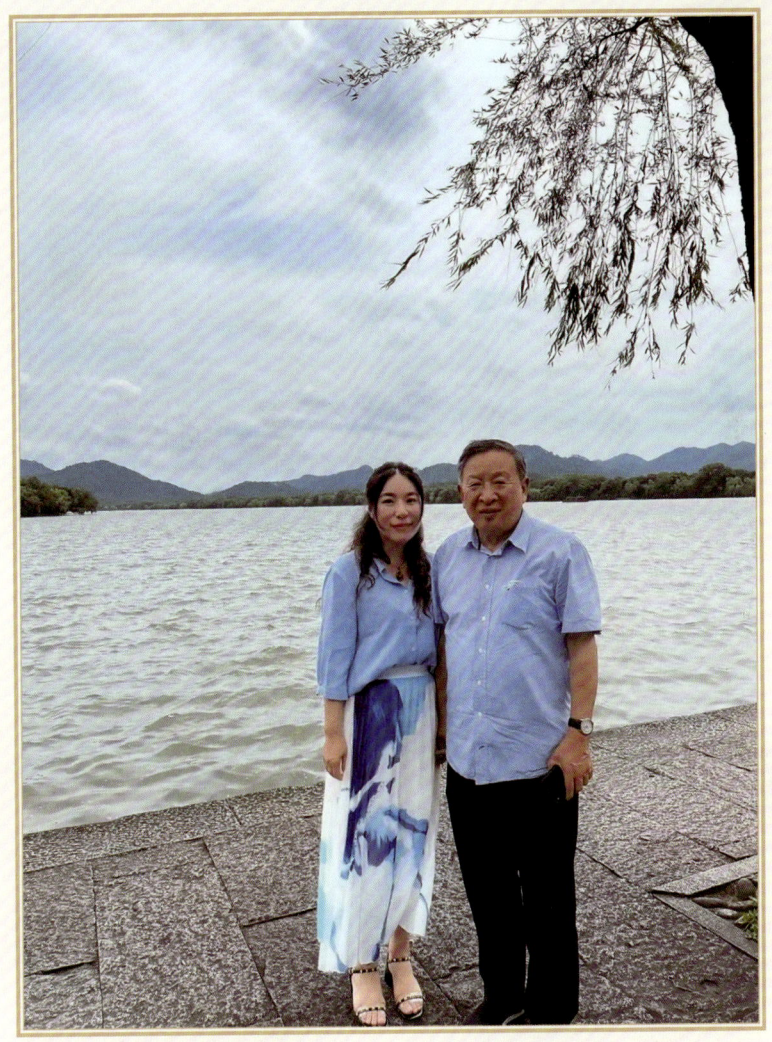

2022年，浙派中医学术会议期间，笔者与肖鲁伟先生合影